Röntgennormalbefunde

Torsten B. Möller

Röntgennormalbefunde

184 Abbildungen

1987
Georg Thieme Verlag Stuttgart · New York

Dr. med. TORSTEN B. MÖLLER
Klinikum der
Medizinischen Fakultät der
Rheinisch-Westfälischen
Technischen Hochschule
Aachen, Abteilung
Radiologische Diagnostik,
Pauwelsstraße, 5100 Aachen

CIP-Kurztitelaufnahme der Deutschen Bibliothek
Möller, Torsten B:
Röntgennormalbefunde / Torsten B. Möller. –
Stuttgart ; New York : Thieme, 1987

Wichtiger Hinweis: Medizin als Wissenschaft ist ständig im Fluß. Forschung und klinische Erfahrung erweitern unsere Kenntnisse, insbesondere was Behandlung und medikamentöse Therapie anbelangt. Soweit in diesem Werk eine Dosierung oder eine Applikation erwähnt wird, darf der Leser zwar darauf vertrauen, daß Autoren, Herausgeber und Verlag größte Mühe darauf verwandt haben, daß diese Angabe genau dem **Wissensstand bei Fertigstellung des Werkes** entspricht. Dennoch ist jeder Benutzer aufgefordert, die Beipackzettel der verwendeten Präparate zu prüfen, um in eigener Verantwortung festzustellen, ob die dort gegebene Empfehlung für Dosierungen oder die Beachtung von Kontraindikationen gegenüber der Angabe in diesem Buch abweicht. Das gilt besonders bei selten verwendeten oder neu auf den Markt gebrachten Präparaten und bei denjenigen, die vom Bundesgesundheitsamt (BGA) in ihrer Anwendbarkeit eingeschränkt worden sind. Benutzer außerhalb der Bundesrepublik Deutschland müssen sich nach den Vorschriften der für sie zuständigen Behörde richten.

Satz: R. Hurler,
D-7311 Notzingen,
gesetzt auf Linotron 202

Druck: K. Grammlich,
D-7401 Pliezhausen

ISBN 3-13-700901-4

1 2 3 4 5 6

Für meine Eltern
Alfred und Friedel Möller
und für Barbara

Vorwort

Dieses Buch befaßt sich mit einer scheinbaren Banalität: dem Röntgennormalbefund. Doch das Normale ist auch das Häufige, aber nicht immer das Einfache. Denn jeder radiologisch Tätige hat im Verlauf seiner Ausbildung mehr oder weniger große Probleme mit der Systematik der Befunderhebung und der Formulierung des Befundes. Dieses Buch soll drei Fragen beantworten:

- Wie formuliere ich einen Befund?
- Mit welchem Schema (welcher Systematik) betrachte ich ein Bild; wie kann ich es auf Normalität „abchecken"?
- Welche Meßwerte gibt es, mit denen ich die Normalität untermauern kann, und wo lege ich die Meßstrecken an?

Die „Röntgennormalbefunde" sind streng gegliedert. Dem Befundtext steht eine Checkliste gegenüber, die dem Leser eine Systematik der Bilderschau anbietet. Diese Systematik wird auch im Befundtext eingehalten. Im Sinne der Textverarbeitung sind einzelne Passagen austauschbar, z. B. gegen angebotene Formulierungen in der Checkliste. Zu fast allen Normalbefunden gehört die Rubrik „Wichtige Daten", die den Leser schnell über die wichtigsten Meßwerte informieren soll. Die Meßstrecken sind auf den korrespondierenden Röntgenbildern eingetragen.
Selbstverständlich sollen Befundtexte und Checklisten nur Grundlage sein, Hilfe, einen eigenen Stil zu finden. Auch die Meßwerte können nur Anhaltspunkte geben. Trotzdem hoffe ich, daß dieses Buch dem radiologisch Tätigen vor allem zu Beginn seiner Ausbildung Anleitung und Hilfe bei der täglichen Befundung von Röntgenbildern gibt. Für die vielfältige Mithilfe bei der Fertigstellung des Buches bin ich Freunden und Kollegen unserer Abteilung sehr dankbar. Insbesondere sei dem Vorstand unserer Abteilung, Herrn Prof. Dr. R. W. Günther, und seinem Oberarzt Dr. K. Ch. Klose sowie auch Herrn Dr. J. Hollmann für die Durchsicht des Buches und die bis ins Detail gehenden anregenden Diskussionen gedankt. Herzlicher Dank gebührt auch Herrn Prof. Dr. H. Zeumer (Abt. Neurologie des Klinikums Aachen), Herrn Prof. Dr. E. D. Voy (Abt. ZMK des Klinikums Aachen) und meinem Freund Dr. Hartmut Brückmann für die Durchsicht und Korrektur bei Spezialverfahren.

Im Sommer 1987 — Torsten B. Möller

Inhaltsverzeichnis

Skelettdiagnostik Schädel

Schädel in 2 Ebenen

Die Schädelkalotte ist nach Form, Dicke und Größenausdehnung normal. Mineralgehalt und Knochenstruktur sind regelrecht. Unauffällige Kalottenzeichnung. Die Schädelkalotte ist glatt und scharf konturiert ohne pathologische Konturunterbrechung. Altersentsprechende Darstellung der Schädelnähte. Kein Nachweis pathologischer Verkalkungen. Keine Verlagerungszeichen.
Anatomisch normal konfigurierte, glatt abgrenzbare Schädelbasis mit unauffälliger Darstellung von Planum sphenoidale, Sella und hinterer Schädelgrube. Anatomisch regelrecht geformte, glatt und scharf begrenzte Konturen im Bereich des mitdargestellten Gesichtsschädels und der oberen HWS. Die beurteilbaren NNH sind unauffällig.
Kein pathologischer Befund in den abgebildeten Weichteilen.

Beurteilung

Unauffälliger Befund des Schädels.

(Abbildung s. S. 4)

Checkliste

Form, Größe	– annähernd Halbkugel – Abmessung (s. u.)
Dicke	– normale Knochendicke (s. u.) – Dreischichtung (Tabula interna, Diploe, Tabula externa)
Struktur	– Mineralgehalt – keine umschriebenen Verdichtungen (scharf – unscharf, wolkig, streifig, fleckförmig) – keine umschriebenen Entkalkungen, Erosionen (rundlich, länglich, mit Sklerose?, Frakturlinien?, scharf – unscharf) – Impressiones digitatae nicht verstärkt, regelmäßig
Gefäßkanäle	– Arterien, Diploevenen, Emissarien: Verlauf, Form, Dicke, Kaliber, Lokalisation
Kontur	– Lamina externa und interna glatt und scharf – keine Stufen, Konturunterbrechungen – keine Exostosen, Appositionen, Spiculae
Schädelnähte	– Verlauf – offen – geschlossen? (s. u.)
Intrakranium	– Verkalkungen? (wenn ja: Lokalisation – z. B. Corpus pineale: mittelständig – keine Verlagerung)
Schädelbasis	– Konfiguration normal (s. u.) – vordere, mittlere und hintere Schädelgrube – Sella nicht aufgeweitet
Gesichtsschädel	– Stirnhöhlen (Anlage, Pneumatisation) – Nasenkavum (Weite, Belüftung, Septum mittelständig) – Orbitadach und -seiten intakt
HWS	– Stellung – Densspitze (s. u.)
Weichteile	– Deckung intakt – keine Schwellung oder Fremdkörper

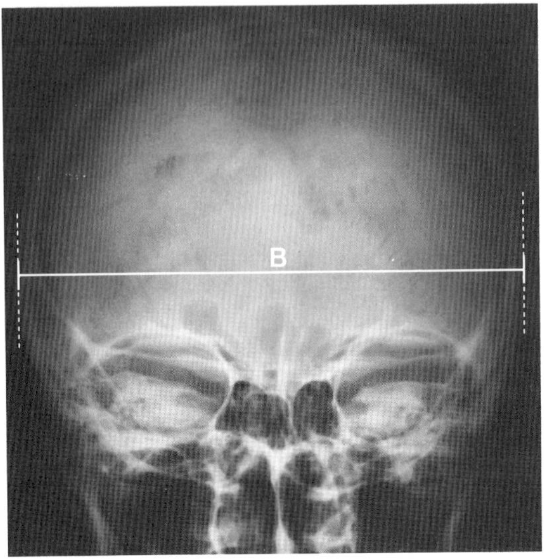
B

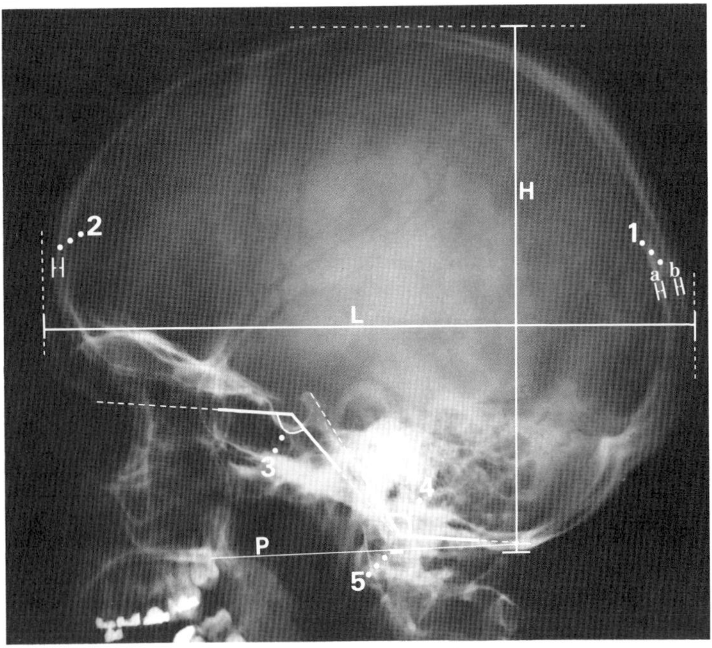
H
2
1
a
b
L
3
4
P
5

Wichtige Daten

Schädelabmessung:

$$\frac{\text{Länge (L) + Breite (B) + Höhe (H) (in cm)}}{3}$$

= 16,3–19,5 (15,7–19,5 bei Frauen).

Normwerte: Länge 21,2 cm, Breite 16,8 cm, Höhe 15,6 cm (bei Frauen: L 20,1 cm, B 16,2 cm, H 15,1 cm).

1. *Knochendicke der Schädelkalotte:*

a) Tabula interna = ca. 0,5 mm, b) Tabula externa = ca. 1,5 mm

2. Kortikalis insges. = frontal: ca. 5 mm
   (Nur ungefähre Richtwerte wegen starker inter- und intraindividueller Varianz: z. B. dünnste Stellen Orbitaldach, Schläfenbeinschuppe, Kiefergelenkgrube; dickste Stelle Tuber parietale mit 3–8 mm.)

Schädelnähte: ab 20 J. alle geschlossen, als eine der ersten Sutura frontalis bis zum 3. J., als letzte Synchondrosis sphenooccipitalis bis zum 20. J., Verknöcherung ab ca. 40 J.

Schädelbasis:

3. Basiswinkel (Nasion – Tuberculum sellae – Basion) = 123°–152°
4. Boogard-Winkel (Foramen magnum zu Klivus) = 119°–135°
5. Stellung der HWS zur Schädelbasis: Die Densspitze überschreitet Palatookzipitallinie (P) nicht mehr als 5 mm.

Hinterhauptsaufnahme

Die abgebildeten Anteile der Schädelkalotte sind nach Form, Dicke und Symmetrie normal. Regelrechter Verlauf und altersentsprechende Darstellung der Lambdanaht und der übrigen abgebildeten Schädelnähte. Knochenstruktur und Mineralgehalt sind ordnungsgemäß. Die Schädelkalotte ist glatt und scharf konturiert, ohne pathologische Konturunterbrechung oder Frakturlinien. Das Foramen magnum ist nach Form, Weite und Begrenzung normal. Das Intrakranium ist unauffällig. Regelrechte Abbildung der Weichteile.

Beurteilung

Regelrechte Darstellung des Hinterhauptes und des Foramen magnum.

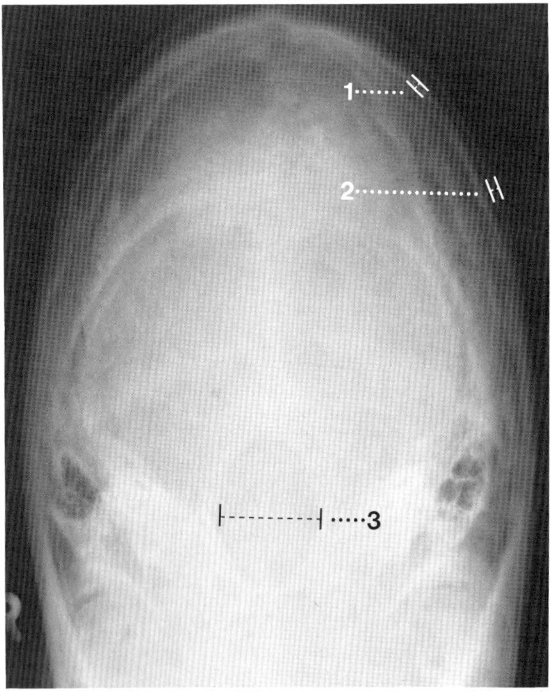

Checkliste

Form	– Symmetrie
Nähte	– Lambdanaht und Teile der Sagittalnaht: offen – geschlossen (ab 18 J.) – regelrechter Verlauf – keine vermehrte Sklerosierung – Schaltknochen? (z. B. Inkabein)
Struktur	– Mineralgehalt – scharfe Abgrenzbarkeit der Knochenstrukturen – keine umschriebenen Aufhellungen oder Verdichtungen (mit oder ohne Sklerose) – keine Frakturlinien – Gefäßkanäle: Arterien, Diploe- und Emissarvenen (Verlauf variabel, nicht unbedingt seitengleich, etwa gleiche Größenordnung)
Kontur	– Lamina externa und interna glatt und scharf – Breite (s. u.) – keine Konturunterbrechung, keine Stufe – keine Exostosen oder knöchernen Appositionen – keine Periostabhebung
Foramen magnum	– Form (oval, symmetrisch) – Weite (s. u.) – glatte, scharfe Innenkonturen – keine Stufenbildung
Intrakranium	– Verkalkungen (wenn ja: Lokalisation)
Weichteile	– intakt – keine Schwellung – Verkalkungen? (Lokalisation) – keine Fremdkörper

Wichtige Daten

1. Breite der Lamina interna: ca. 0,5 mm
2. Breite der Lamina externa: ca. 1,5 mm
3. Breite des Foramen magnum: ca. 3,5 cm (Cave: Projektionsfehler!)

Nasennebenhöhlen

Die Nasennebenhöhlen und die Nasenhaupthöhle sind regelrecht geformt und symmetrisch angelegt. Sie weisen eine normale Pneumatisation und Strahlentransparenz auf. Die Konturen sind glatt und scharf abgrenzbar bei mittelständigem Nasenseptum. Das mitdargestellte Schädelskelett ist unauffällig. Keine röntgenschattengebenden Fremdkörper.

Beurteilung

Regelrechte Darstellung der Nasenhaupthöhlen und Nasennebenhöhlen.

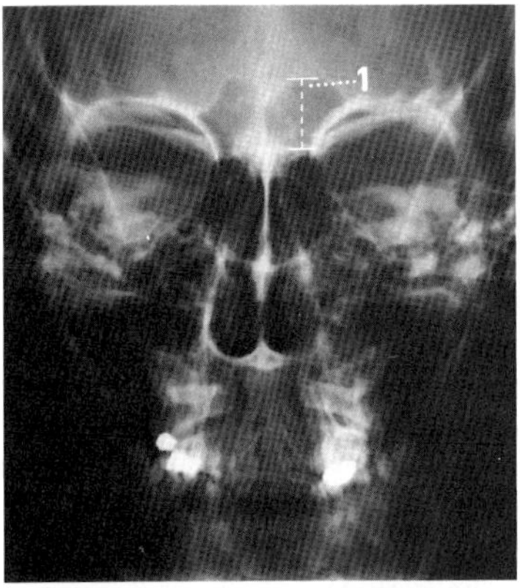

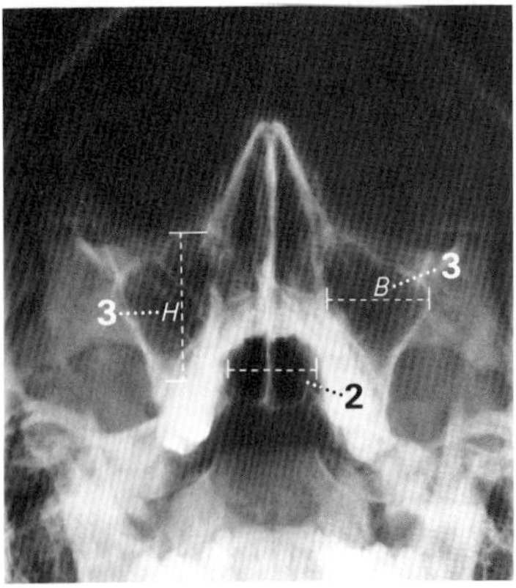

Checkliste

Form, Größe	– Stirnhöhle (s. u.) – Siebbeinzellen – Keilbeinhöhle – Kieferhöhlen (s. u.) – Nasenhaupthöhle: Symmetrie, Nasenseptum mittelständig
Pneumatisation	– Strahlentransparenz (bis auf Stirnhöhlen seitengleich) – keine Verschattung – kein Spiegel
Kontur	– scharf, glatt – keine Konturunterbrechung – keine umschriebene Kortikalisverdünnung oder -verdickung – keine Auftreibung
Übriges Skelett	– Gesichtsschädel, Orbita, Pyramidenoberkanten: – – Form (Symmetrie) – – Struktur – – Kontur (Aufhellungslinien)
Weichteile	– keine Fremdkörper oder Verkalkungen – keine Schwellung

Wichtige Daten

1. Stirnhöhle: Höhe = ca. 1,5–2 cm
2. Keilbeinhöhle: Breite = 0,9–1,4 cm
3. Kieferhöhlen: Breite u. Höhe = ca. 2 cm

Orbita-p.-a.-Aufnahme

Weitgehend symmetrische, anatomisch regelrechte Ausbildung des dargestellten Gesichtsschädels. Mineralgehalt und Knochenstruktur sind regelrecht. Glatte und scharfe Kontur der knöchernen Orbitabegrenzungen. Normale Konfiguration der Fissura orbitalis superior. Die Nasennebenhöhlen sind – soweit abgebildet – ordnungsgemäß. Die Pyramidenoberkanten sind nach Form und Kontur unauffällig. Keine Weichteilschwellung oder röntgenschattengebende Fremdkörper.

Beurteilung

Regelrechte Darstellung beider Orbitae.

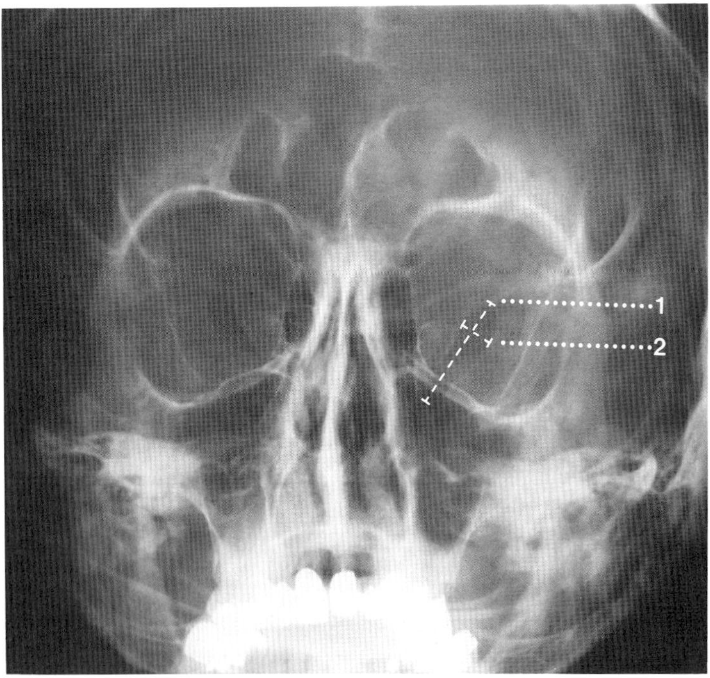

Checkliste

Form	– Symmetrie
Fissura orbitalis superior	– Verlauf – Länge – Breite (s. u.) – Begrenzung (keine umschriebene Auftreibung)
Kontur	– Kortikalis glatt und scharf (Orbitaboden, -seitenwände und -dach) – keine Konturunterbrechung oder Stufe – keine Sklerosierung – keine umschriebene Auftreibung
Struktur	– Mineralgehalt – keine umschriebenen Aufhellungen oder Auftreibungen – keine Verdichtungen
NNH	– Stirnhöhle, Siebbeinzellen, oberer Anteil der Kieferhöhlen: – – Form – – Pneumatisation – – Strahlentransparenz: Verschattung, Spiegel – – glatte, intakte Knochenkonturen
Pyramiden	– Oberkanten: – – Form – – Symmetrie – – glatte, scharfe Konturen
Weichteile	– keine intraokulären Fremdkörper (Form, Lage) – keine Schwellung – keine Verkalkungen

Wichtige Daten

Fissura orbitalis superior:
1. Länge = 15 mm
2. größte Breite = 5 mm

Orbitaschrägaufnahme nach Rhese

Die knöchernen Begrenzungen der Orbita kommen normal geformt und scharf abgrenzbar ohne Konturunterbrechung zur Darstellung. Nach Lage und Durchmesser normales Foramen opticum. Die übrigen abgebildeten Skelettanteile sind nach Form, Knochenstruktur und Mineralgehalt unauffällig. Regelrechte Abbildung der mitdargestellten Nasennebenhöhlen. Keine schattengebenden Fremdkörper.

Beurteilung

Regelrechte Darstellung der Orbita mit normalem Foramen opticum.

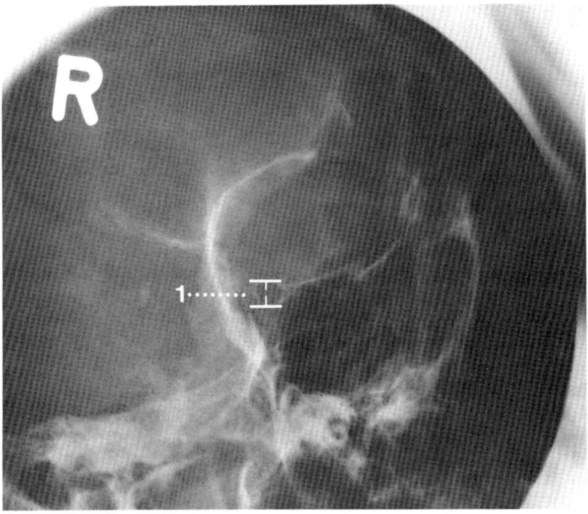

Checkliste

Form	– Orbitadach – laterale Seitenwand – Orbitaboden – Foramen opticum (s. u.)
Kontur	– Kortikalis glatt und scharf – keine Konturunterbrechung oder Stufe – keine Sklerosierung
Struktur	– Mineralgehalt – keine umschriebenen Aufhellungen oder Auftreibungen – keine Verdichtungen
NNH	– hintere Siebbeinzellen, Anteile der Stirn- und Kieferhöhle, Keilbeinhöhle: – – gute Pneumatisation – – keine Verschattung – – kein Spiegel – – glatte, intakte Knochenkonturen
Übrige Skelettanteile	– Keilbeinflügel – Planum sphenoidale – evtl. Jochbein
Weichteile	– intraokuläre Fremdkörper – keine Schwellung – keine Verkalkungen

Wichtige Daten

1. *Foramen opticum:* Durchmesser = ca. 4–5 mm

Oberkiefer

Der Oberkiefer ist nach Form, Symmetrie und Größe normal. Mineralgehalt und Knochenstruktur sind regelrecht. Die äußere Knochenstruktur ist erhalten ohne pathologische Konturunterbrechungen oder Aufhellungslinien. Ordnungsgemäßer, sanierter Zahnstatus. Die dargestellten Anteile des Gesichtsschädels sind insbesondere im Bereich der Nase und Nasennebenhöhlen unauffällig. Reguläre Weichteile ohne Hinweis auf Schwellung oder röntgenschattengebende Fremdkörper.

Beurteilung

Regelrechte Darstellung des Oberkiefers und der beurteilbaren Gesichtsschädelanteile.

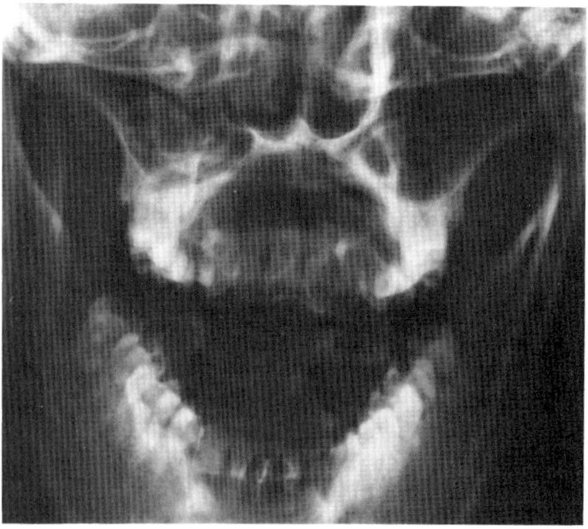

Checkliste

Form	– oval – Symmetrie, Breite (Atrophie?) (eingeschränkte Beurteilbarkeit der lateralen Oberkieferanteile durch Überprojektion)
Struktur	– Mineralgehalt (Spongiosa meist nicht abgrenzbar) – keine Verdichtungen – keine Aufhellungen oder Frakturlinien
Kontur	– intakt ohne Stufe – glatt und scharf begrenzt
Zahnstatus	– normale Anzahl (s. u.) – keine überzähligen, retinierten Zähne – keine persistierenden Milchzähne – Sanierungszustand (Kronen, Brücken)
Übriger Gesichtsschädel	– Orbita – NNH (je nach Einblendung Stirnhöhle und Orbitadach mit dargestellt) – Nasenkavum – Jochbein und -bogen – evtl. Gelenkanteile des Unterkiefers: – – Form – – Struktur – – Kontur (glatt, intakt, keine Stufe) – – Belüftung (Schleimhautschwellung, RF?)
Weichteile	– intakt – keine Schwellung – keine Verkalkungen (Speicheldrüsen) – keine Fremdkörper – kein Hautemphysem

Wichtige Daten

Zahnstatus (bleibendes Gebiß) (wenn beurteilbar): 14 Zähne + 2 Weisheitszähne

Unterkiefer nach Clementschitsch

Der Unterkiefer ist nach Form, Größe und Symmetrie normal. Regelrechte, seitengleiche Form und Stellung der Kieferköpfchen. Mineralgehalt und Knochenstruktur sind regelrecht. Glatte und scharfe Kontur der normal breiten Kortikalisbegrenzung. Reguläre Gelenkkonturen. Ordnungsgemäßer Zahnstatus. Die dargestellten Anteile des Oberkiefers und des Gesichtsschädels sind – soweit beurteilbar – unauffällig.
Normale Weichteile ohne Hinweis auf Schwellung, röntgenschattengebende Fremdkörper oder Verkalkungen.

Beurteilung

Regelrechte Darstellung des Unterkiefers bei unauffälligem Zahnstatus. Normale Abbildung der beurteilbaren Anteile des Oberkiefers und des Gesichtsschädels.

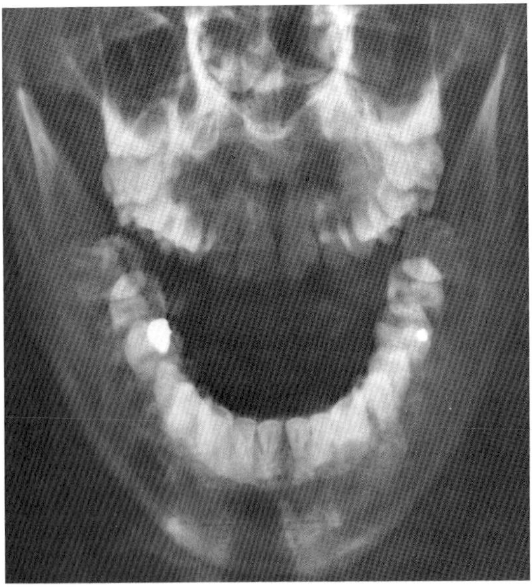

Checkliste

Form	– Unterkiefer (oval), Oberkiefer, Kieferhöhlen, Nasenkavum (Septum mittelständig), Os zygomaticum: Symmetrie – Breite (des UK, Hypertrophie, Atrophie) – Kieferköpfchen (Anlage, Stellung) seitengleich
Unterkiefer Struktur	– Mineralgehalt – Spongiosa scharf abgrenzbar – normale Anordnung der Spongiosabälkchen – keine umschriebenen Verdichtungen, Aufhellungen (z. B. blasig, evtl. mit Sklerosesaum, Frakturlinien)
Kontur	– Kortikalis glatt und scharf, Breite allseits gleich – – keine umschriebene Verdickung oder Verdünnung – keine Konturunterbrechung oder Stufe – keine Periostabhebung bzw. periostale Appositionen – Canalis mandibulae (N. alveolaris inferior): – – glatt, ohne Stufe, normal breit – Gelenkköpfchen bzw. Tuberculum articulare: – – Form, Stellung – – glatte Kontur, keine Destruktionszeichen – – normal weiter Gelenkspalt – – keine Verkalkungen oder Fremdkörper
Übrige Skelettanteile	– Oberkiefer (vor allem ventraler Anteil) – Begrenzung von Nasenkavum und Kieferhöhlen – Os zygomaticum
Struktur	– Mineralgehalt – keine Verdichtung, keine Aufhellung (Fraktur?)
Kontur	– intakt ohne Konturunterbrechung, keine Stufe – Begrenzung glatt und scharf – keine umschriebene Verbreiterung oder Verdünnung
Zahnstatus	– O-Kiefer (nur frontale Zähne beurteilbar): – Anzahl, Stellung, Sanierungszustand
Weichteile	– intakt, keine Schwellung, Verkalkung (z. B. Speicheldrüsen, intra-, periartikulär), Fremdkörper – Kieferhöhlen und Nasenkavum nicht verschattet

> Wichtige Daten
>
> Zahnstatus (bleibendes Gebiß des UK): 14 Zähne und 2 Weisheitszähne

Unterkieferast

Der dargestellte Anteil des Unterkiefers ist nach Form und Größe regelrecht. Ordnungsgemäßer Kieferwinkel. Mineralgehalt und Knochenstruktur sind normal. Glatte und scharfe Kontur der normal breiten Corticalis ohne pathologische Konturunterbrechung. Normale Form und Stellung der am Kiefergelenk beteiligten Knochenabschnitte bei glatter Konturierung. Unauffälliger, sanierter Zahnstatus. Kein Hinweis auf Weichteilverkalkungen oder röntgenschattengebende Fremdkörper.

Beurteilung

Regelrechte Darstellung des Kieferastes und des Kiefergelenkes.

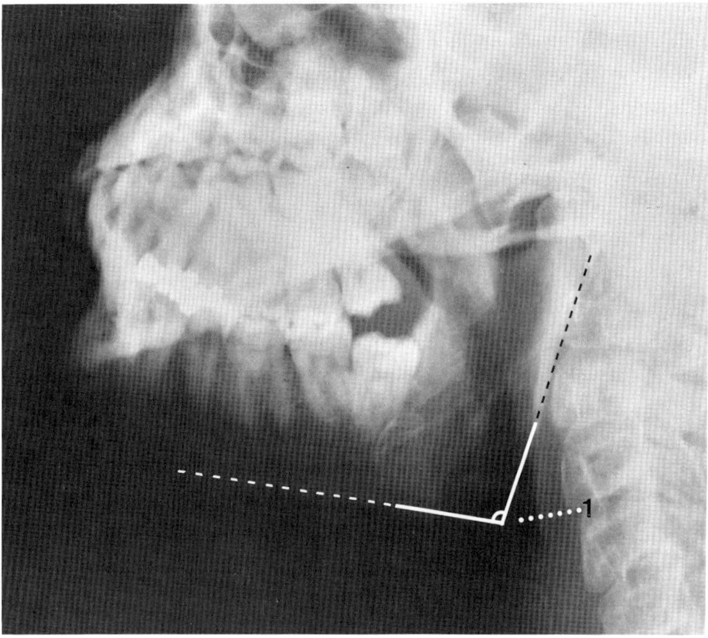

Checkliste

Form	– Breite (Hypertrophie, Atrophie) – Kieferwinkel (s. u.) – Konfiguration des Processus condylaris und muscularis mandibulae
Struktur	– Mineralgehalt – Spongiosa regulär angeordnet und scharf abgrenzbar – keinc Verdichtungen, Aufhellungen (entlang der Zahnwurzeln, z. B. blasig) – Parodontalspalten nicht verbreitert
Kontur	– intakt – glatte und scharfe Begrenzung – keine Konturunterbrechung oder Stufe – keine umschriebene Verbreiterung oder Verdünnung – Canalis mandibulae: Verlauf, Kontur (Stufe?)
Gelenk	– glatte Kontur der Kieferköpfchen – Artikulation in der Pfanne – Tuberculum articulare: Form, Kontur (glatt)
Zahnstatus	– normale Anzahl (s. u.) – keine überzähligen, retinierten Zähne – keine persistierenden Milchzähne – Sanierungszustand (Kronen, Brücken) – Verankerung der Zähne – evtl. Zahl und Form der artikulierenden Zähne des OK
Weichteile	– intakt – keine Schwellung – keine Verkalkungen (Speicheldrüsen, intra-, periartikulär) – keine Fremdkörper

Wichtige Daten

1. Kieferwinkel: ca. 110°–140°

Zahnstatus (bleibendes Gebiß):
2 Molare, 2 Prämolare, 1 Eckzahn, 2 Schneidezähne, 1 Weisheitszahn (pro Unterkieferhälfte)

Orthopantomogramm des Kiefer- und Gesichtsschädels

Die dargestellten Anteile des Ober- und Unterkiefers sowie des Gesichtsschädels sind nach Form und Größe regelrecht. Mineralgehalt und Knochenstruktur sind normal. Glatte und scharfe Abgrenzbarkeit der kortikalen Begrenzungen ohne pathologische Konturunterbrechung. Unauffällige Kontur des Nervenkanals im Alveolarknochen. Ordnungsgemäße Darstellung beider Kiefergelenke bei normal weitem Gelenkspalt. Regelrecht sanierter Zahnstatus, wobei Anzahl, Stellung, Form und Struktur der Zähne normal sind. Die Wurzeln ragen normal weit in den Alveolarknochen ohne Nachweis einer Verbreiterung des Parodontalspalts. Die Kieferhöhlen und die Nasennebenhöhlen sind frei belüftet und zeigen ebenso wie der Orbitaboden glatte Wandkonturen. Kein Nachweis röntgenschattengebender Fremdkörper oder einer Weichteilschwellung.

Beurteilung

Regelrechte Darstellung von Ober- und Unterkiefer und des abgebildeten Gesichtsschädels.

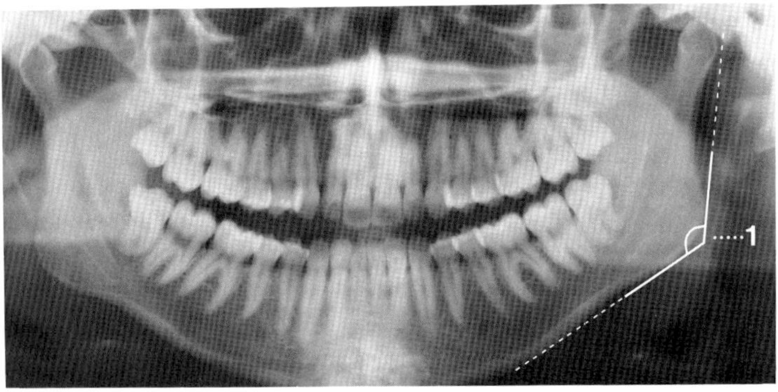

Wichtige Daten

1. Kieferwinkel = 110°–140°
Zahnstatus = 28 Zähne und 4 Weisheitszähne

Checkliste

Form	– Orbita, Jochbeine: Brillenform – Kiefer: harmonische Rundung – Nase: Septum gerade, mittelständig – Kieferhöhlen: Symmetrie, Größe – Kiefergelenk und Kieferwinkel (s. u.)
Kiefer Knochenstruktur	– Mineralgehalt – keine umschriebenen Verdichtungen oder Aufhellungen (z. B. frakturtypische Linien, Demineralisationen, Aufhellungen an der Zahnwurzel) – Spongiosastruktur scharf abgrenzbar – keine blasigen Auftreibungen (Sklerosesaum)
Kontur	– Kortikalis glatt und scharf, Breite allseits gleich – keine umschriebene Verdickung oder Verdünnung – keine Konturunterbrechung oder Stufe – keine Periostabhebung bzw. periostale Appositionen – Canalis u. Foramen mandibulae (N. alveolaris inf.): – – glatt, ohne Stufe, normal breit – Tuberculum articulare, Gelenkpfanne: – – Form, Stellung, glatte Kontur (Destruktion?) – – normal weiter Gelenkspalt – – keine Verkalkungen oder Fremdkörper
Zahnstatus	– Anzahl (s. u.) – keine überzähligen, retinierten oder Milchzähne – Stellung (Abstand zueinander etwa gleich groß, Beziehung der Oberkiefermolaren zum Kieferhöhlenboden) – Krone, Zahnschmelz intakt – Canalis und Cavum pulpae normal weit – Kontur glatt und scharf (keine Defekte) – Wurzeln ragen bis Zahnhals in den Alveolarknochen – keine Verbreiterung der Parodontalspalten
Schädel Knochenstruktur	– Mineralgehalt – keine umschriebenen Verdichtungen oder Aufhellungen (frakturtypische Linien)
Kontur	– Orbitaboden, Jochbein, Crista zygomatica alveolaris, Wände der Kieferhöhlen, Nasenkavum, Jochbogen, Meatus acusticus externus: – – Kortikalis glatt und scharf, intakt – – Breite allseits gleich
Weichteile	– Gingiva, Kieferhöhlenschleimhaut – keine Verkalkungen, Fremdkörper, Schwellung

Nasenskelett seitlich

Anatomisch normale Form des Os nasale. Ordnungsgemäßer Winkel zwischen Os nasale und Os frontale bei unauffälliger Abbildung der Sutura frontonasalis. Knochenstruktur und Mineralgehalt sind regelrecht. Glatte und scharfe Außenbegrenzung ohne pathologische Konturunterbrechung. Der Weichteilmantel ist intakt ohne umschriebene Schwellung oder röntgenschattengebenden Fremdkörper.

Beurteilung

Unauffällige Darstellung des Nasenskeletts.

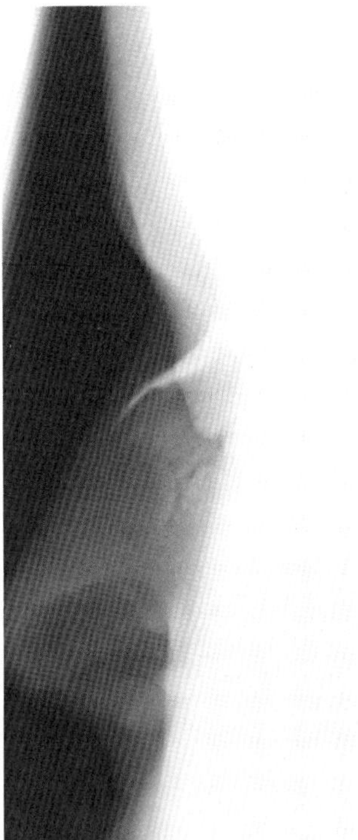

Checkliste

Form	– Os nasale – Sutura frontonasalis
Stellung	– Winkel zwischen Os nasale und Os frontale normal (keine auffällige Abwinkelung nach oben oder unten)
Struktur	– Mineralgehalt – Knochenstruktur – keine umschriebenen Verdichtungen oder Aufhellungslinien – keine Auftreibung
Kontur	– glatte und scharfe Außenberandung – keine pathologische Konturunterbrechung (Cave: Sutur) – keine Stufe
Weichteile	– intakt – keine Schwellung – keine röntgenschattengebenden Fremdkörper – keine Verkalkungen

Jochbogen

Der Arcus zygomaticus ist nach Form und Größe normal. Knochenstruktur und Mineralgehalt sind regelrecht. Glatte und scharf konturierte Kortikalisbegrenzung ohne Nachweis pathologischer Konturunterbrechungen. Der mitdargestellte Anteil des übrigen Schädelskeletts ist normal geformt sowie scharf und glatt begrenzt. Die Weichteile sind intakt, ohne Schwellung sowie frei von Verkalkungen und röntgenschattengebenden Fremdkörpern.

Beurteilung

Regelrechte Darstellung des Jochbogens.

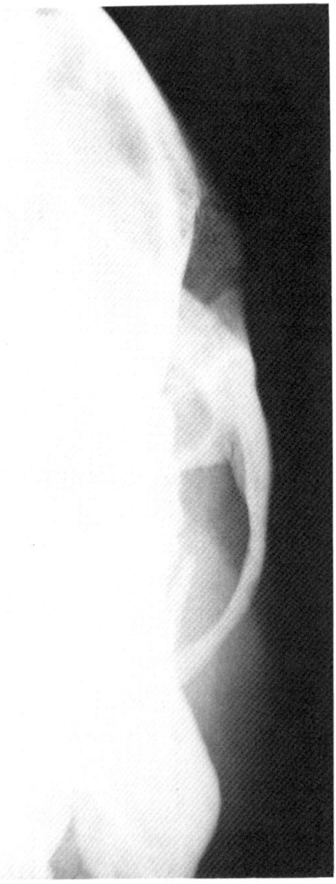

Checkliste

Form	– flachbogig, an beiden Enden verbreitert
Struktur	– Mineralgehalt – keine Verdichtungen – keine Aufhellungen – keine Frakturlinie oder zystische Auftreibung
Kontur	– Kortikalis glatt und scharf begrenzt – keine Konturunterbrechung oder Stufe
Schädel	– Form – Knochenstruktur – Kontur (Kalotte, Gesichtsschädel)
Weichteile	– intakt – keine Schwellung – keine Verkalkung, keine Fremdkörper

Schädelbasisaufnahme

Normale, symmetrische Schädelform. Das Nasenkavum und die beurteilbaren Anteile der NNH kommen regelrecht zur Darstellung. Unauffällige Abbildung von Pharynx und Epipharynx. Die knöchernen Anteile der mittleren Schädelgrube sind nach Form, Struktur und Begrenzung normal. Die Nerven- und Gefäßkanäle sind regelrecht gelegen und normal weit. Gute Pneumatisation der Mastoidzellen. Normal weites Foramen magnum. Soweit beurteilbar regelrechte Knochenstruktur der Schädelkalotte bei glatter Begrenzung und normaler Dicke der tangential abgebildeten Anteile. Ordnungsgemäße Darstellung der Mandibula. Unauffällige Weichteile.

Beurteilung

Regelrechte Darstellung der Schädelbasis.

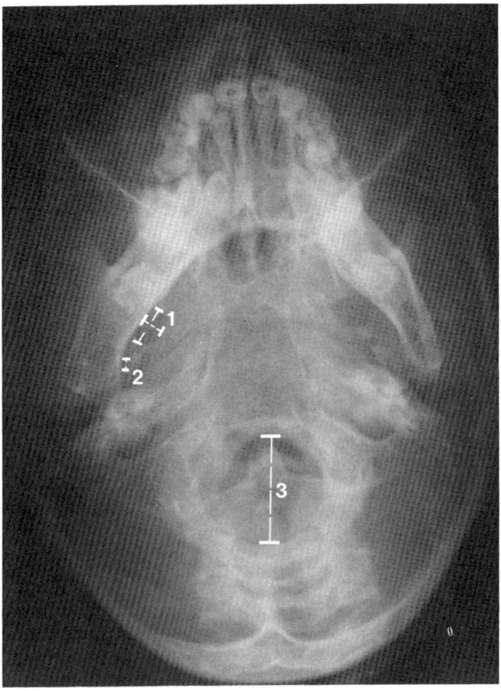

Checkliste

Form	– Schädelform – Symmetrie (Einstellung der Aufnahme)
NNH	– Kieferhöhlen (v. a. hinterer Anteil), Keilbeinhöhle – Siebbeinzellen: – – Form – – glatte, intakte Wandkonturen (allseits abgrenzbar, keine Destruktion), keine Wandverdickung – – Pneumatisation (keine Weichteilverschattung, Fremdkörper)
Nasenkavum	– glatte, intakte Wandkonturen – Septum mittelständig – keine Verschattung, Fremdkörper
Epipharynx, Pharynx	– symmetrische, bauchige Aufhellung – keine umschriebene Weichteilausfüllung – glatte Wandkonturen
Mittlere Schädelgrube	– Keilbeinflügel: – – Knochenstruktur (allseits gleich, keine Destruktion) – – Fossa pterygoidea und pterygopalatina auf beiden Seiten symmetrisch – – Wandkonturen intakt und glatt – – normale Weite der Foramina (s. u.) – Klivus: – – scharf und glatt begrenzt – – symmetrisch – Felsenbeine: – – Symmetrie – – Mastoidzellen gut pneumatisiert – – keine Destruktionszeichen – – evtl. Felsenbeinhinterkante, Porus acusticus int.
Übriges Skelett	– Foramen magnum – Schädelkalotte (Jochbögen) – Mandibulae (Stellung, Kontur, Struktur)
Weichteile	– keine Fremdkörper oder Verkalkungen

Wichtige Daten

Durchmesser der Foramina:

1. Foramen ovale: Breite = 3–7 mm, Länge = 5–11 mm
2. Foramen spinosum = 1–3,5 mm
3. Foramen magnum (ab 8 J.) = ca. 3,5 cm

Pyramidenvergleichsaufnahme nach Altschul

Symmetrische, anatomisch regelrechte Ausbildung beider Felsenbeinpyramiden. Mineralgehalt und Knochenstruktur sind regelrecht. Die Pyramidenoberkanten und die normal weiten Meati acustici interni sind auf beiden Seiten glatt und scharf abgrenzbar. Regelrechte Form und Lage der Innenohranteile. Ordnungsgemäße Darstellung beider Kieferköpfchen und Kiefergelenke. Knochenstruktur und Mineralgehalt auch der übrigen dargestellten Skelettabschnitte sind regelrecht. Unauffällige Weichteile. Keine röntgenschattengebenden Fremdkörper.

Beurteilung

Regelrechte, symmetrische Darstellung beider Felsenbeine und der mitdargestellten Anteile des Schädelskeletts.

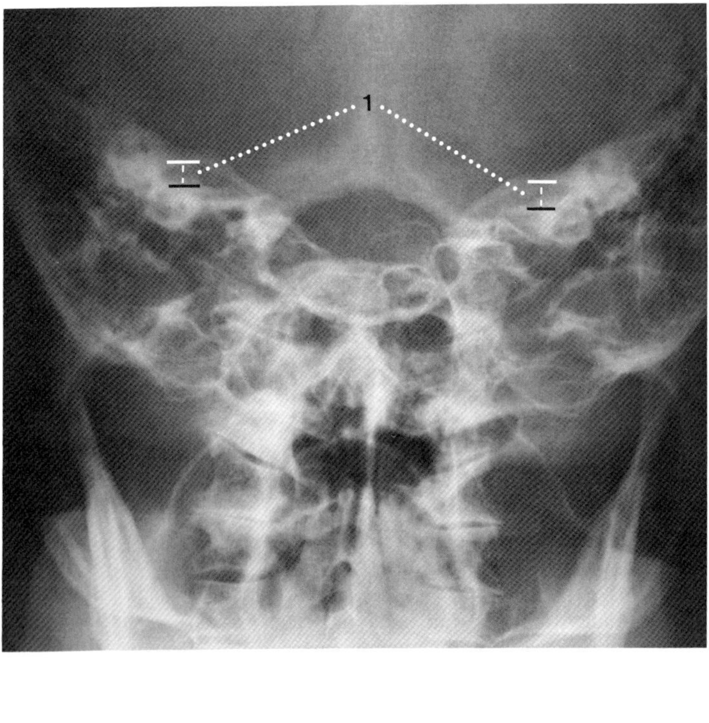

Checkliste

Pyramiden	– Form (kegelförmig, symmetrisch) – Stellung (parallel zur Schädelbasis) – Struktur (Mineralgehalt, keine umschriebenen Verdichtungen oder Aufhellungen, Pneumatisation) – Kontur (Oberkante: glatt, scharf, keine Konturunterbrechung, keine Stufe)
Meatus acusticus internus	– Form (symmetrisch) – Lumenweite (s. u.) – keine umschriebene Aufweitung, Einengung oder Verdickung – Kontur (glatt, scharf) – keine Konturunterbrechung
Bogengänge, Kochlea, Cavum tympani	– Form – Lage – Symmetrie
Kiefer-köpfchen	– Form (Symmetrie) – Lage (Zentrierung) – Kontur (glatt, scharf) – keine Konturunterbrechung
Processus styloideus	– Form – Kontur (glatt, scharf) – keine Konturunterbrechung – keine Verkalkungen
Übriges Skelett	– Form – Struktur (Aufhellungen, Verdichtungen, Mineralgehalt)
Weichteile	– Schwellung – Verkalkungen oder Fremdkörper

Wichtige Daten

1. *Meatus acusticus internus:*
   Breite 5 mm (2–12 mm), Seitendifferenz max. 1 mm

Felsenbein nach Schüller

Gute Abgrenzbarkeit des Porus acusticus externus und internus, die glatte Konturen und ein normal weites Lumen aufweisen. Regelrechte äußere Begrenzung des Mastoids. Normale Pneumatisation der Mastoidzellen, die regulär angelegt sind. Normale Septendicke. Unauffällige, intakte Konturen des Citelli-Winkels. Ordnungsgemäße vordere Kontur des Sinus sigmoideus. Regelrechte Form, Stellung sowie glatte und scharfe Abgrenzbarkeit von Kiefergelenkspfanne, Tuberculum articulare und Kieferköpfchen.

Beurteilung

Regelrechter Befund des Mastoids und des Kiefergelenkes.

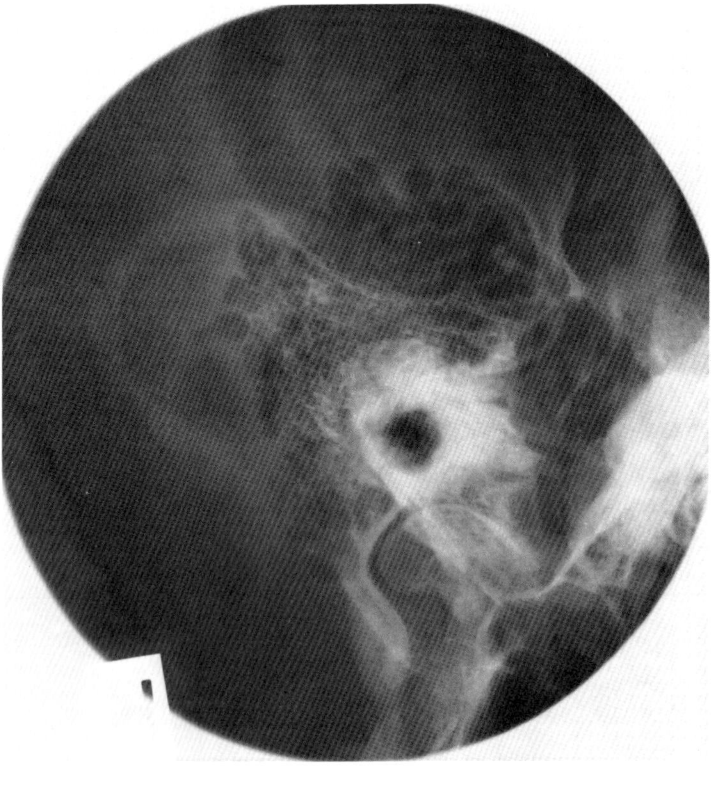

Checkliste

Gehörgang	– Einstellung (s. u.) – Abgrenzbarkeit – glatte Konturen – Lumenweite – keine intraluminale Raumforderung
Mastoid	– Zellanlage (Antrum, Retrofazial-, Peritubär-, Peribulbär-, Marginal-, Terminalzellen): – gemischt-, klein-, großzellig bzw. regelmäßig (= gleichmäßige Vergrößerung der Zellen vom Antrum zu den Terminalzellen hin) – keine blasig aufgetriebenen Zellen (vor allem Terminalzellen) – Pneumatisation (keine Verschattung) – Septendicke normal
Felsenbein	– Kontur (Oberkante glatt und scharf) – keine Aufhellungslinien – keine raumfordernden Aufhellungen – keine Verdichtungen – Felsenbeinbegrenzung zur Kalotte: – – im Citelli-Winkel (= Sinus-Dura-Winkel) keine Konturunterbrechung oder Arrosion – – Zellen des Winkels frei pneumatisiert – Sinus sigmoideus (meist nur vordere Kontur sichtbar): – – Form (S-förmig) – – Lage – – evtl. Weite
Kiefergelenk	– Kieferpfanne (Form, Kontur) – Tuberculum articulare (Form) – Kieferköpfchen (Form, Kontur, Stellung)
Weichteile	– Fremdkörper, Verkalkungen

Wichtige Daten

Einstellung der Schüller-Aufnahme:
Innerer und äußerer Gehörgang projizieren sich übereinander

Felsenbein nach Stenvers

Die abgebildeten Anteile des Felsenbeins und der Schädelkalotte sind nach Form und Lage ordnungsgemäß. Regelrechte Knochenstruktur des Felsenbeins bei glatter Kontur der Pyramidenoberkante. Glatt und scharf begrenzter Porus und Meatus acusticus internus mit normal weitem Lumen. Normale Form des oberen und lateralen Bogenganges. Der mitdargestellte Anteil des Mastoids ist gut pneumatisiert. Unauffällige Darstellung der Okzipitalschuppe.

Beurteilung

Regelrechte Darstellung des Felsenbeines und des inneren Gehörganges.

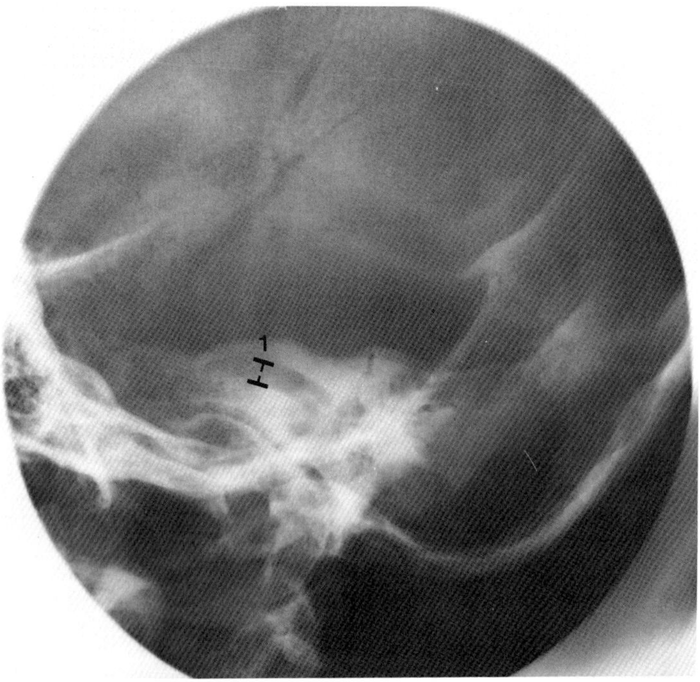

Checkliste

Form, Stellung	– Felsenbein – Schädelkalotte
Felsenbein	– Knochenstruktur (Mineralgehalt) – Kontur (Pyramidenspitze, Oberkante glatt und scharf, keine Aufhellungslinien, Stufenbildungen) – keine raumfordernden Aufhellungen oder Verdichtungen (vor allem medialer Pyramidenanteil) – evtl. Pneumatisation – Fazialiskanal (nicht erweitert)
Meatus und Porus acusticus internus	– Form – Lage – Lumenweite (s. u.) – Kontur (glatt, scharf) – keine intraluminale Raumforderung
Innenohr	– oberer und lateraler Bogengang sichtbar – Vestibulum, Kochlea
Mastoid bzw. Processus mastoideus	– Form – Zellanlage (kleinzellig, blasig aufgetrieben, z. B. Terminalzellen?) – gut pneumatisiert – keine Verschattung oder Frakturlinie – normale Septendicke
Kalotte	– Okzipitalschuppe (Struktur, Mineralgehalt, keine Aufhellungslinien)
Weichteile	– Fremdkörper? – Verkalkungen?

Wichtige Daten

Meatus acusticus internus:

1. Breite 5 mm (zw. 2–12 mm, Seitendifferenz max. 1 mm)
   Länge 8 mm (zw. 4–25 mm, Seitendifferenz max. 2 mm)
   (wegen Projektion nur bedingt anzuwenden)

Sellaspezialaufnahme

Im Rahmen der Varianz normale Form, Lage und Größe der Sella. Mineralgehalt und Knochenstruktur sind regelrecht. Die Kortikalisbegrenzung ist scharf, glatt und normal breit. Regelrechte Pneumatisation der mitdargestellten Keilbeinhöhle ohne Hinweis auf Verschattung. Kein Hinweis auf intrakranielle Kalkablagerungen.

Beurteilung

Regelrechte Darstellung der Sella.

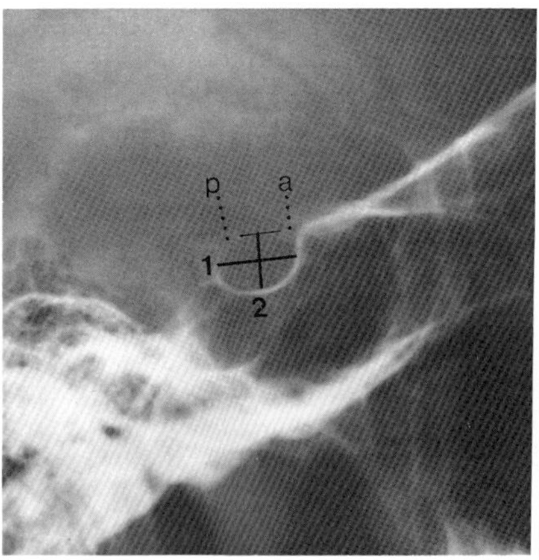

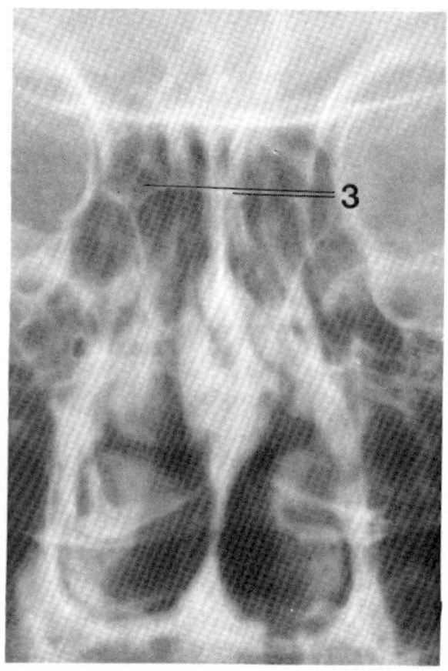

Checkliste

Form	– Tiefe und Größenausdehnung (s. u.) – Sellaboden nicht umschrieben balloniert bzw. exkaviert – keine asymmetrische Höhenabnahme (s. u.) – Lamina dura anterior des Dorsum sellae bzw. Keilbeinhöhlenhinterwand nicht arrodiert – keine Aufrichtung des anterioren (a) bzw. posterioren (p) Klinoidfortsatzes
Struktur	– Mineralgehalt – keine umschriebenen Verdichtungen – keine Aufhellungen oder Auftreibungen
Kontur	– Kortikalis (glatt, scharf, normal breit) – keine Verdünnung, Impression oder Vorwölbung – keine Konturunterbrechung oder Stufe – keine Doppelkontur (bei exakter Einstellung der Aufnahme!)
Keilbeinhöhle	– Form – Kontur – Pneumatisation (keine Verschattungen) – keine Fremdkörper
Neurokranium	– intrakranielle Kalkablagerungen (Lage?)

Wichtige Daten

Sella:

1. Länge = 5–16 mm
2. Tiefe = 4–12 mm

Sellaboden (p.-a. Strahlengang):

3. Höhendifferenz re : li = kleiner 2 mm

Wirbelsäule

Ganzaufnahme der Wirbelsäule a.-p.

Normale Stellung der HWS, BWS und LWS bei ganz flachbogiger re-li-re-konvexer Skoliose. Ordnungsgemäßer Verlauf der Alignementlinien. Die Wirbelkörper sind nach Anzahl, Form, Größe und Stellung zueinander regelrecht. Mineralgehalt und Knochenstruktur sind unauffällig. Die kortikalen Randkonturen sind einschließlich der Grund- und Deckplatten glatt und scharf abgrenzbar. Die Abgänge der Bogenwurzeln sind ebenso wie die Querfortsätze ordnungsgemäß konfiguriert. Normale Weite der Zwischenwirbelräume und des Spinalkanals. Die mitdargestellten Anteile der Rippen sind unauffällig. In den abgebildeten Weichteilen keine röntgenschattengebenden Fremdkörper.

Beurteilung

Ganz flache re-li-re-konvexe Skoliose der Wirbelsäule ohne pathologischen Befund.

Checkliste

Stellung	– Skoliosewinkel (s. u.) – Alignementlinien nicht verlagert – keine segmentale Fehlstellung
Zahl	– 7 HWK, 12 BWK, 5 LWK – keine Übergangswirbel – keine überzähligen oder verstummelten Rippen
Form	– Kastenform, Höhe, Größe – keine Höhenminderung, keine Keilwirbelbildung
Struktur	– Mineralgehalt – keine Verdichtungsbezirke, -linien oder Aufhellungen
Kontur	– Kortikalis einschl. Grund- und Deckplatten glatt und scharf – keine Konturunterbrechung (Impression) – keine Sklerosierung – keine Randausziehung
Bogenwurzeln	– oval, paarig, symmetrisch
Fortsätze	– Dornfortsätze (in einer Linie, Deformität?) – Querfortsätze (Mißbildung?) – Gelenkfortsätze (Form, keine Sklerose, Randausziehungen)
Zwischenwirbelräume	– normal weit
Spinalkanal	– normal weit
Paravertebrallinien	– nicht verbreitert – nicht verlagert
Rippen	– Form – Stellung – glatte, intakte Kontur ohne Stufe
Weichteile	– keine Fremdkörper oder Verkalkung – keine Schwellung

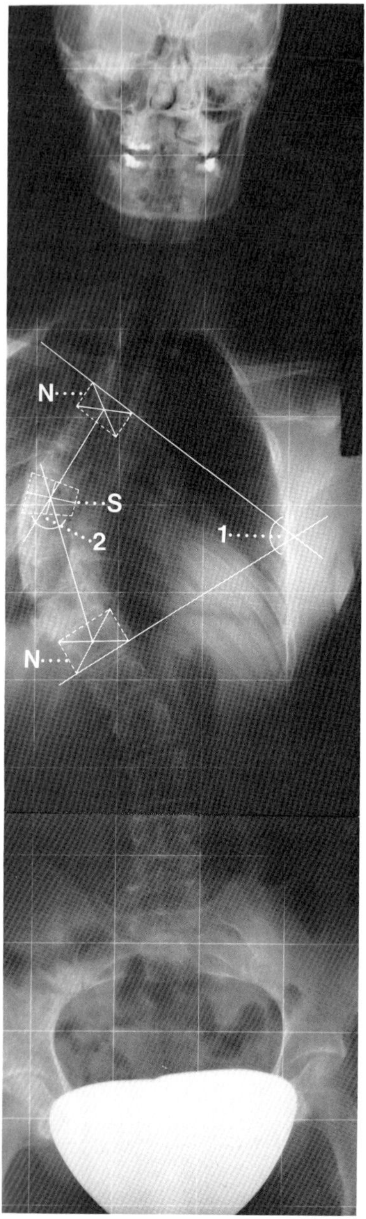
N
S
2
1
N

Wichtige Daten

Skoliosewinkel

1. nach Cobb-Lippman: 0° = normal (Lot der Neutralwirbelkanten)
2. nach Ferguson: 0° = normal (Winkel zwischen Neutral- und Scheitelwirbel)

Ermittlung des *Neutralwirbels* (N):
- Kastenform
- am stärksten gegen Horizontale geneigt
- am geringsten rotiert (Festlegung des Mittelpunktes durch Verbindungslinien der WK-Ecken)

Ermittlung des *Scheitelwirbels* (S):
- stärkste Keilform
- (und/oder) stärkste Rotation (Ermittlung des Mittelpunktes durch Senkrechte auf Kantenhalbierung)

Halswirbelsäule in 2 Ebenen

Normale Lordose der HWS und ordnungsgemäße Stellung der Wirbelkörper. Die HWK sind nach Anzahl, Form und Größe regelrecht. Mineralgehalt und Knochenstruktur sind normal. Die äußeren Konturen sind einschließlich der Grund- und Deckplatten glatt begrenzt. Die Unkovertebralgelenke, die kleinen Wirbelgelenke, die Dorn- und Querfortsätze sind ordnungsgemäß geformt. Die Zwischenwirbelräume sind ebenso wie der Spinalkanal normal weit. Der prävertebrale Fettstreifen sowie der Retropharyngeal- und Retrotrachealraum sind unauffällig. Regelrechte Darstellung der Trachea und der Weichteile.

Beurteilung

Regelrechte Darstellung der HWS.

Checkliste

Stellung	Halslordose (keine segmentale Fehlstellung) – Winkel variabel – Alignementlinien nicht unterbrochen

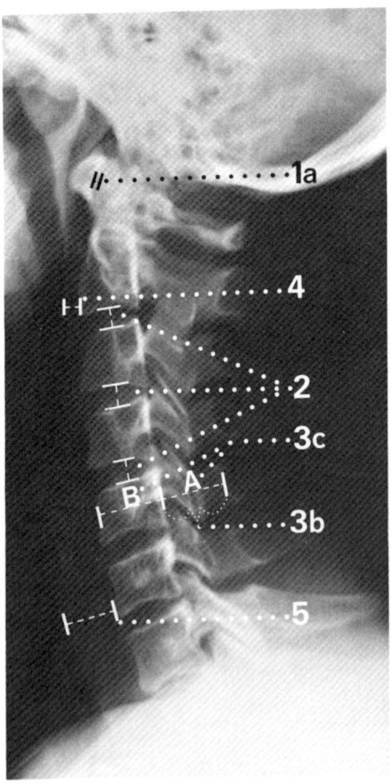

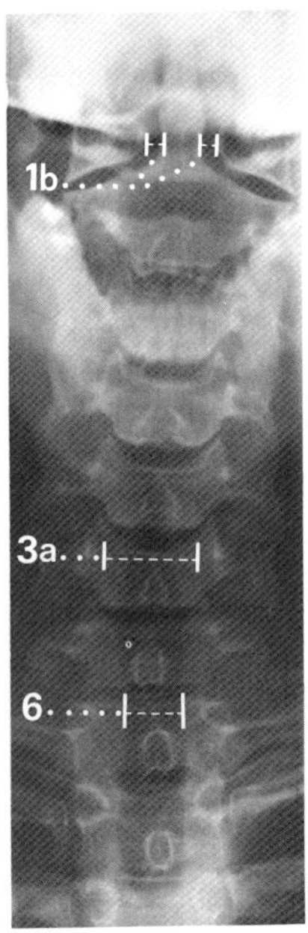

Zahl	– 7
Form	– Höhe, Größe
Struktur	– Mineralgehalt – reguläre Anordnung der Spongiosabälkchen – Spongiosabälkchenstruktur scharf abgrenzbar – keine Verdichtungsbezirke oder -linien – keine Aufhellungen
Kontur	– Kortikalis einschl. Grund- und Deckplatte glatt und scharf, keine Konturunterbrechungen – keine Sklerosierungszonen, Randwulstbildungen
Fortsätze, Gelenke	– Unkovertebralgelenke, kleine Wirbelgelenke (Form, keine vermehrte Sklerosierung, keine Schliffbildung oder Randausziehungen) – Dornfortsätze (Bogenschluß erhalten) – Querfortsätze (Form, glatte und intakte Kontur)
Zwischenwirbelräume	– Diskushöhe (s. u.) – keine Verkalkungen
Spinalkanal	– Sagittaldurchmesser normal (s. u.)
Paravertebralraum	– prävertebrale Fettstreifen anliegend – Retropharyngeal- u. Retrotrachealraum (s. u.)
Trachea	– mittelständig, Lumenweite (s. u.)
Weichteile	– keine Schwellung – keine Verkalkungen oder Fremdkörper

Wichtige Daten

1. Atlantodentaldistanz:
   a) seitl. < 3 mm (Kinder bis 4 mm)
   b) a.-p. Sicht etwa gleicher Abstand
2. *Diskushöhe* $C_2 < C_3 < C_4 < C_5 < C_6 \geqslant C_7$
3. *Weite des Spinalkanals:*
   a) Interpedunkulardistanz (a.-p., C_3-C_7) = ca. 24–33 mm
   b) Sagittaldurchmesser von WK zu Wirbelbogen = C_1 (33–20 mm), C_2 (29–15 mm), C_3-C_7 (ca. 24–15 mm (FFD = 150 mm)
   c) oder: A:B = größer 1 oder einfache Regel:
   d) Wirbelkörper muß in den zugehörigen Spinalkanal passen
4. *Breite des Retropharyngealraumes* = 1–7 mm (Höhe C_2)
5. *Breite des Retrotrachealraumes* = 9–22 mm (Höhe C_6)
6. *Tracheabreite* = 15–23,5 mm (11,5–18 mm bei Frauen)

Schrägaufnahme der Halswirbelsäule

Ordnungsgemäße Stellung der HWS. Die zur Darstellung kommenden HWK sind nach Anzahl, Form, Struktur und Kontur unauffällig. Die Zwischenwirbelräume sind normal weit. Die Interartikularportionen und die Processus articulares sind anatomisch normal geformt, glatt und scharf konturiert. Die artikulierenden Flächen stehen normal weit zueinander. Die Foramina intervertebralia sind normal geformt und regelrecht weit. Unauffälliger Weichteilschatten ohne pathologische Verkalkungen oder Fremdkörper.

Beurteilung

Regelrechte Darstellung der Foramina intervertebralia der HWS ohne Hinweis auf Einengung von ventral oder dorsal.

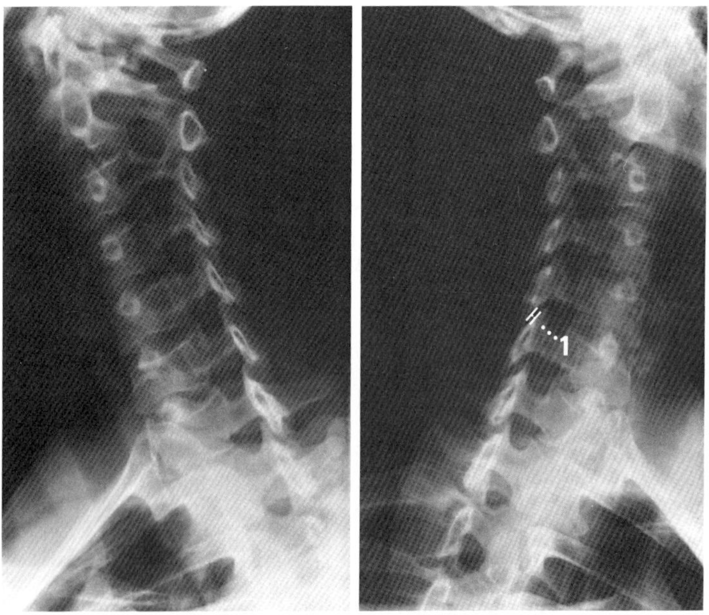

Checkliste

Stellung	– harmonische Achse – Alignementlinien nicht unterbrochen – keine Verschiebung einzelner WK
Zahl	– 7
Form	– taillierte Kastenform (HWK 3–7) – keine ventrale oder dorsale Höhenminderung
Struktur	– Mineralgehalt – reguläre Anordnung der Spongiosabälkchen – scharf abgrenzbare Spongiosabälkchenstruktur – keine Verdichtungsbezirke – keine Aufhellungen
Kontur	– Kortikalis glatt und scharf – keine Konturunterbrechung – keine Sklerosierung – keine Randausziehungen
ZWR	– normale Weite (Vergleich zu benachbarten ZWR)
Kleine Wirbelgelenke	– Form – Stellung – artikulierende Flächen (glatt, scharf begrenzt, keine Ausziehungen, vermehrte Sklerosierung) – Gelenkspaltweite (s. u.)
Interartikularportionen	– Form – Kontur intakt – keine spaltförmigen Aufhellungslinien
Foramina intervertebralia	– ovaläre Form – keine Einengung von ventral (Processus uncinati) oder dorsal (Spondylarthrose) – keine Aufweitung (Vergleich mit benachbarten Foramina)
Weichteile	– keine Verkalkungen, Fremdkörper

Wichtige Daten

1. Gelenkspaltbreite der kleinen Wirbelgelenke = 1,5–2 mm

Funktionsaufnahme der Halswirbelsäule

Regelrechte Stellung der HWS bei den seitlichen Aufnahmen in maximaler Ante- und Retroflexion. Physiologisches Treppenphänomen der Wirbelkörperhinterkanten bei Anteflexion. Keine pathologische Ven-

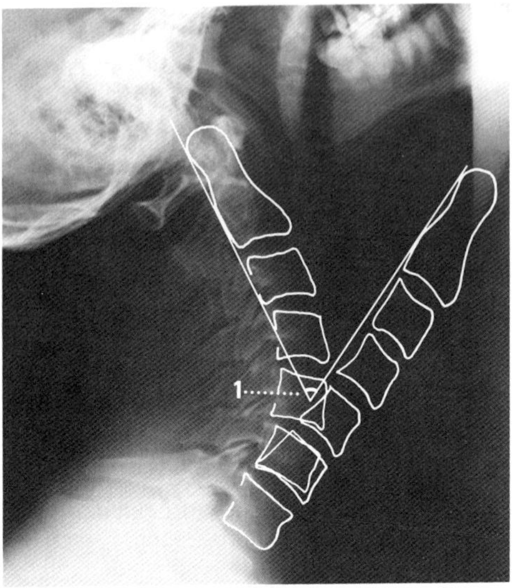

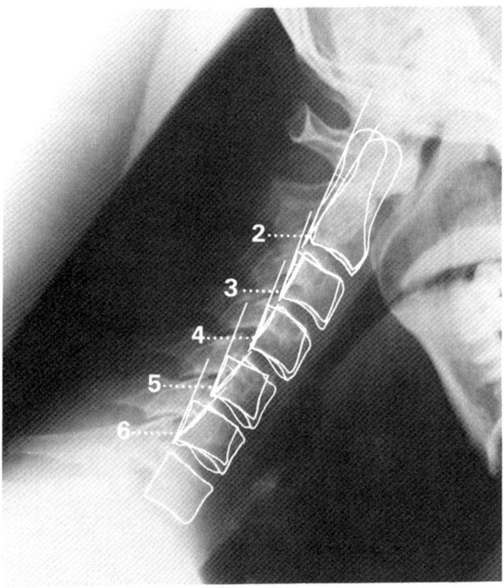

tral- oder Dorsalverschiebung einzelner Wirbelkörper. Reguläre Form sämtlicher Diskusräume bei den Beugeaufnahmen. Die Vermessung der Ante- und Retroflexion aus dem Bewegungsdiagramm zeigt für den Bereich zwischen HWK 2 und HWK 7 normale Winkelverhältnisse.

Beurteilung

Regelrechte Beugefähigkeit der HWS ohne Nachweis segmentaler Veränderungen.

Checkliste

Stellung (WS)	– normale max. Ante- und Retroflexion (s. u.) (keine Retroflexionsaufnahmen bei frischen Traumen!) – Atlas und Axis beteiligen sich koordiniert
Stellung (einzelne WK)	– physiologisches Treppenphänomen der Wirbelkörperhinterkanten bei Anteflexion – keine pathologische Ventral- oder Dorsalverschiebung (Gleitinstabilität, Schubladenphänomen) – keine Stufenbildung (fixiert) – Diskusräume: gleichgerichtete Keilform – keine Segmentblockierung
Bewegungsdiagramm	– normal (s. u.)

Wichtige Daten

1. maximale Ante- und Retroflexion der HWS: = zwischen 19° und 54°

Winkel des Bewegungsdiagramms:

2. zwischen HWK 2/3: 5°–18°
3. zwischen HWK 3/4: 12°–23°
4. zwischen HWK 4/5: 16°–28°
5. zwischen HWK 5/6: 18°–28°
6. zwischen HWK 6/7: 13°–25°

Brustwirbelsäule in 2 Ebenen

Harmonische Kyphose der Brustwirbelsäule. Die BWK sind nach Anzahl, Form, Größe und Stellung zueinander regelrecht. Mineralgehalt und Knochenstruktur sind unauffällig. Die kortikalen Randkonturen sind einschließlich der Grund- und Deckplatten glatt und scharf abgrenzbar. Die Abgänge der Bogenwurzeln, die Dorn-, Quer- und Gelenkfortsätze sind ordnungsgemäß konfiguriert. Regelrechte Form der Kostotransversal- und Kostovertebralgelenke. Normale Weite der Zwischenwirbelräume und des Spinalkanals. Die mitdargestellten Anteile der Rippen sind unauffällig. In den abgebildeten Weichteilen keine röntgenschattengebenden Fremdkörper.

Beurteilung

Regelrechte Darstellung der BWS.

(Abbildung s. S. 48)

Checkliste

Stellung	– Achse (Kyphosewinkel s. u.) – Alignementlinien nicht verlagert – keine segmentale Fehlstellung
Zahl	– 12
Form	– Kastenform (s. u.)
Struktur	– Mineralgehalt – reguläre Anordnung der Spongiosabälkchenstruktur – keine Verdichtungsbezirke oder -linien – keine Aufhellungen
Kontur	– Kortikalis einschl. Grund- und Deckplatten glatt und scharf – keine Konturunterbrechung (Impression) – keine Sklerosierung – keine Randausziehungen
Fortsätze	– Dornfortsätze (Form, glatte, intakte Kontur, kein Kontakt untereinander) – Querfortsätze (Form, Kostotransversalgelenke: keine Randausziehung, keine Sklerose) – Gelenkfortsätze (Form, glatte Gelenkflächen, keine Sklerose oder Randausziehungen)
Zwischenwirbelräume	– normale Weite (s. u.) – kein Vakuumphänomen – keine Diskusverkalkung
Spinalkanal	– normal weit (s. u.)
Paravertebrallinien	– nicht verbreitert (s. u.) – nicht verlagert
Rippen	– Form, Stellung – glatte, intakte Kontur ohne Stufe – keine Verdichtungen oder Aufhellungen – keine Usuren
Weichteile	– keine Fremdkörper oder Verkalkungen – keine weichteildichte Raumforderung

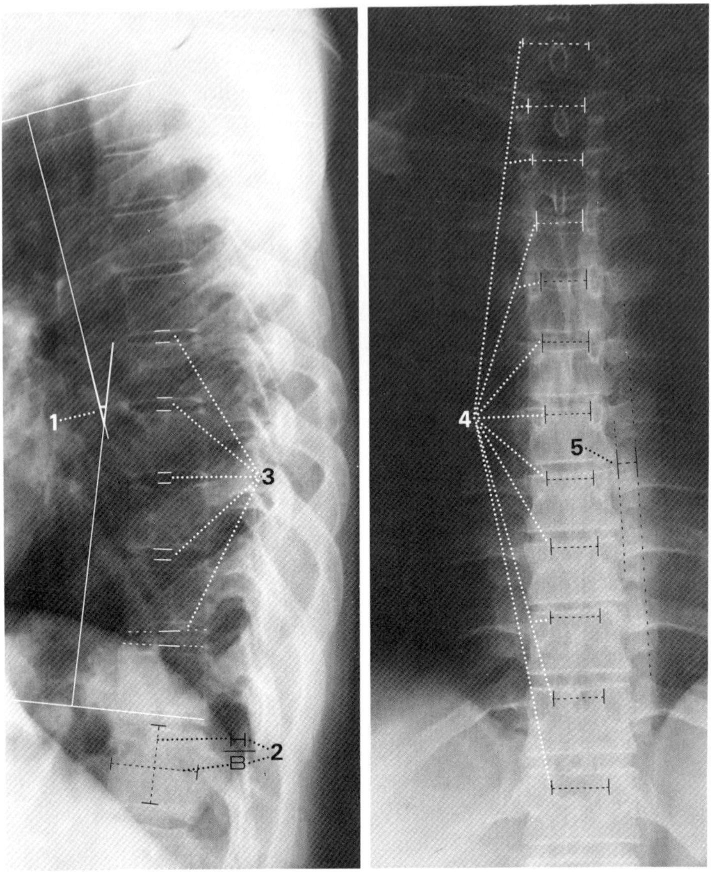
1
3
H
B
2
4
5

Wichtige Daten

1. *Kyphosewinkel* nach Stagnara: Abschlußplatte BWK 3 und BWK 11 = 25°
2. *Form* (Th_{12}): Höhe/Breite = 0,84 (0,93 bei Frauen)
3. *Weite der Zwischenwirbelräume:*
   Th_6 – Th_{11}: ca. 4–5 mm
   Th_{11} – TH_{12}: ca. 6,5 mm
   Th_1 am kleinsten
4. *Weite des Spinalkanals:*
   Interpedunkulardistanz (a.-p.-Sicht): Th_1 (20–27 mm) $> Th_2 > Th_3 > Th_4 > Th_5 = Th_6$ (15–20 mm) $= Th_7$, $Th_8 < Th_9 < Th_{10} < Th_{11} < Th_{12}$ (19–27 mm)
5. *Paravertebrallinien:* unter 40 J. = 6–8 mm
   über 40 J. = 6–15 mm
   (im Bereich von BWK 4–11, meist nur links sichtbar)

Lendenwirbelsäule in 2 Ebenen

Harmonische Lordose der Lendenwirbelsäule. Die LWK sind nach Anzahl, Form, Größe und Stellung zueinander normal. Mineralgehalt und Knochenstruktur sind regelrecht. Die kortikalen Randkonturen sind einschließlich der Grund- und Deckplatten glatt begrenzt. Die Abgänge der Bogenwurzeln und die Dorn-, Quer- und Gelenkfortsätze sind ordnungsgemäß konfiguriert. Die Zwischenwirbelräume und der Spinalkanal sind normal weit. In den abgebildeten Weichteilen kein Hinweis auf Fremdkörper oder Verkalkungen.

Beurteilung

Regelrechte Darstellung der LWS.

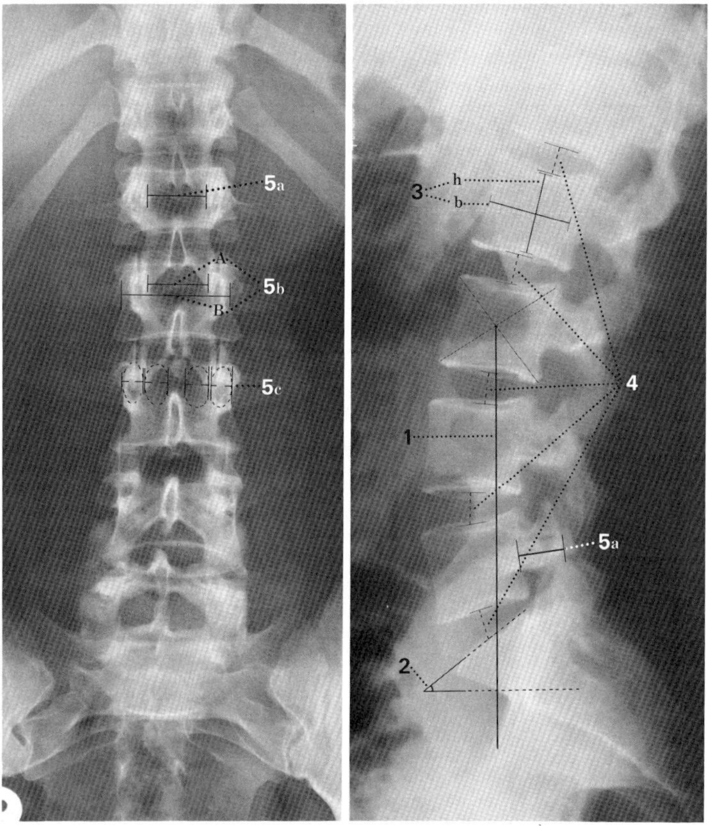

Checkliste

Stellung	– Lendenlordose, statische Achse (s. u.) – Alignementlinien nicht unterbrochen – keine segmentale Fehlstellung
Zahl	– 5 (Querfortsätze von LWK 3 sind am größten, die Querfortsätze von LWK 4 zeigen nach oben)
Form	– taillierte Kastenform (s. u.)
Struktur	– Mineralgehalt – reguläre Anordnung der Spongiosabälkchen – scharf abgrenzbare Spongiosabälkchenstruktur – keine Verdichtungsbezirke oder -linien – keine Aufhellungen
Kontur	– Kortikalis (Grund- und Deckplatte glatt und scharf) – keine Konturunterbrechung – keine Sklerosierung – keine Randausziehungen (Osteophyten)
Bogen-wurzeln	– oval, paarig, symmetrisch
Fortsätze	– Dornfortsätze (Form, intakte, glatte Kontur, kein Kontakt untereinander) – Querfortsätze (Form, keine Konturunterbrechung) – Gelenkfortsätze (Form, glatte Gelenkfläche, keine vermehrte Sklerose oder Randausziehung)
Zwischen-wirbelraum	– normal weit (s. u.) – kein Vakuumphänomen, keine Diskusverkalkung
Spinalkanal	– normal weit (s. u.)
Weichteile	– keine Fremdkörper, Verkalkungen – scharf abgrenzbare Psoasrandschatten

Wichtige Daten

1. *Statische Achse:* Lot vom Zentrum L_3 schneidet S_1
2. *Lumbosakralwinkel* (S_1/Horizontale) = 26°–57° (= ca. 34°)
3. *Form:* Höhe/Breite (L_{1-3}) = 0,87 (1,0 bei Frauen)
4. *Weite der Zwischenwirbelräume:* $L_1 < L_2 < L_3 < L_4 > L_5$
5. *Weite des Spinalkanals:*
   a) Interpedunkulardistanz (a.-p.-Sicht): größer 16 mm
   Sagittaldurchmesser: größer 11 mm oder
   b) A : B < 0,5 = Verdacht auf engen Spinalkanal
   oder einfache Regel:
   c) Beide Pedikeln passen zwischeneinander = normal
   sie passen nicht = Spinalkanal zu eng
   es passen mehr als zwei nebeneinander = Spinalkanal zu weit (RF?)

Schrägaufnahme der Lendenwirbelsäule

Ordnungsgemäße Stellung der LWS. Die Lendenwirbelkörper sind nach Anzahl, Form, Struktur und Kontur regelrecht. Die Zwischenwirbelräume sind normal weit. Regelrechte Ausbildung der Interartikularportionen und der Wirbelbögen ohne Nachweis eines spaltförmigen Defektes. Die Processus articulares sind anatomisch normal geformt. Die artikulierenden Flächen sind glatt und scharf abgrenzbar und stehen normal weit zueinander. Die Weichteile stellen sich unauffällig dar.

Beurteilung

Regelrechte Darstellung der Interartikularportionen der LWK.

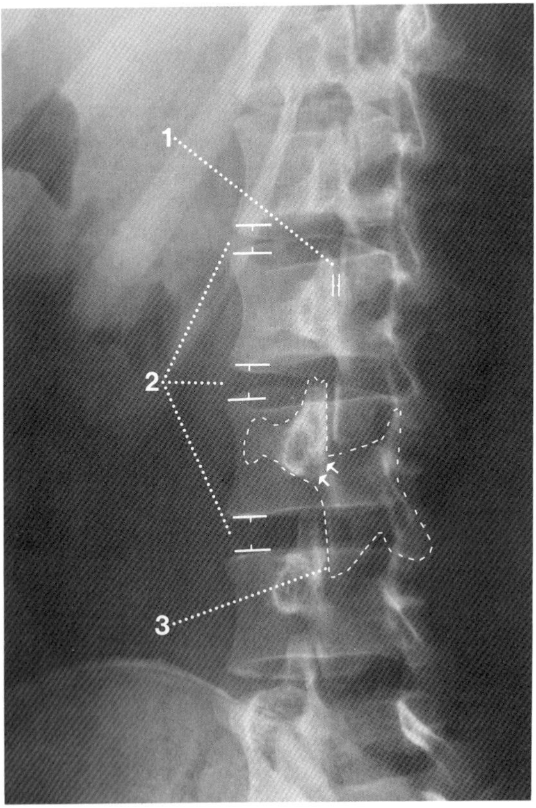

Checkliste

Stellung	– Lordose – Alignementlinien nicht unterbrochen
Zahl	– 5
Form	– taillierte Kastenform
Struktur	– Mineralgehalt – reguläre Anordnung der Spongiosabälkchen – scharf abgrenzbare Spongiosabälkchenstruktur – keine Verdichtungsbezirke – keine Aufhellungen
Kontur	– Kortikalis glatt und scharf – keine Konturunterbrechung – Sklerosierung, Randausziehungen
ZWR	– normal weit (s. u.) – keine Verkalkung – kein Vakuumphänomen
Interartikularportionen	– Form – keine Verlängerung oder Verschmälerung des Isthmus – Kontur (intakt) – Lachapelesche Hundefigur (s. u.) ohne „Halsband“: – keine spaltförmigen Aufhellungslinien oder Defekte
Kleine Wirbelgelenke	– Form – Stellung – artikulierende Flächen (glatt, scharf begrenzt) – keine Ausziehungen – keine vermehrte Sklerosierung – Gelenkspaltweite (s. u.)
Weichteile	– keine Verkalkungen, Fremdkörper

Wichtige Daten

1. *Gelenkspaltweite der kleinen Wirbelgelenke:* 1,5–2 mm
2. *Weite der Zwischenwirbelräume:* $L_1/L_2 < L_2/L_3 < L_3/L_4 < L_4/L_5 > L_5/S_1$ (meist eingeschränkt beurteilbar)
3. „Hundefigur“ ohne Halsband (Pfeile)

Funktionsaufnahmen der Lendenwirbelsäule

Regelrechte Ausbiegung der LWS bei den seitlichen Aufnahmen in maximaler Retro- bzw. Anteflexion. Keine pathologischen Ventral- oder Dorsalverlagerungen einzelner Wirbelkörper. Physiologische, gleichgerichtete Form der Diskusräume bei den Beugeaufnahmen. Das Bewegungsdiagramm ist normal.

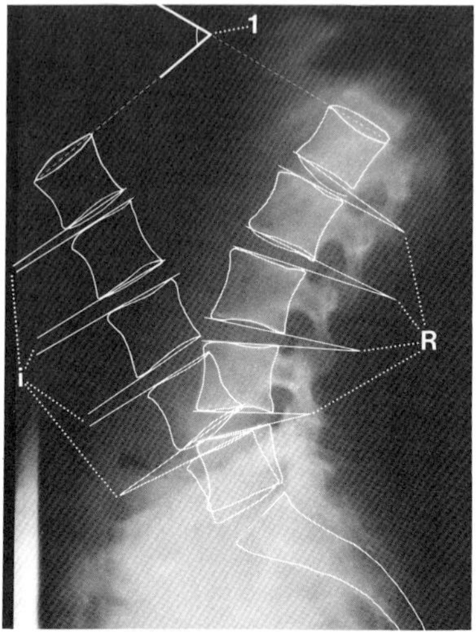

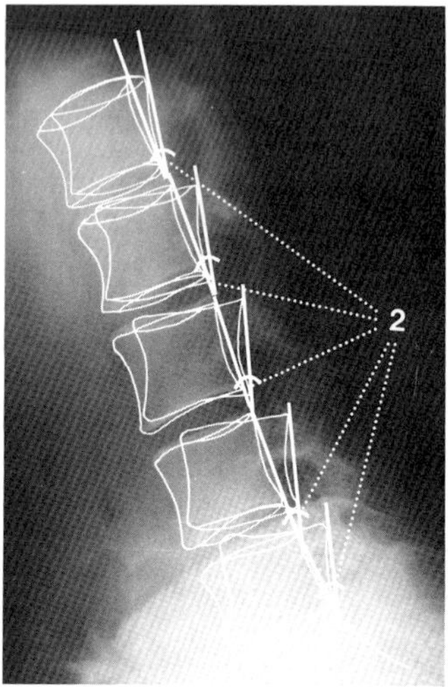

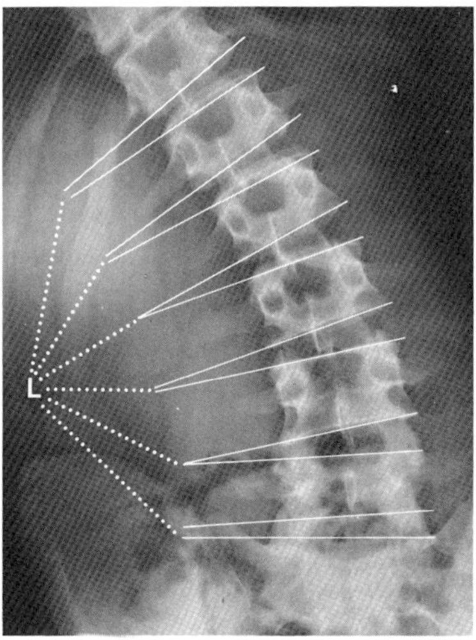

Beurteilung

Regelrechte Beugefunktion der LWS.

Checkliste

Achse gesamte LWS	– glatter Kurvenverlauf der Alignementlinien (bei Seitwärtsneigung z. B. der Dornfortsätze) – keine segmentale Fehlstellung
Stellung einzelner WK	– Verhalten der WK zueinander (keine Ventral- oder Dorsalverlagerung) – keine Hyper- oder Hypomotilität im Vergleich zu den umgebenden Zwischenwirbelräumen – keine fixierte Stufenbildung – kein Schubladenphänomen – keine abnorme Streckstellung mehrerer Wirbel oberhalb eines gelockerten Segmentes (Güntz'sches Zeichen)
Diskusräume	– Bei Inklination nähern sich die ventralen WK-Kanten einander: Die resultierende Keilform der Diskusräume zeigt nach ventral (i) – Bei Reklination zeigt die Keilform nach dorsal (r) – Bei Seitwärtsneigung nähern sich die WK-Kanten der entsprechenden Seite: die resultierende Keilform zeigt nach lateral (L) – Wichtig: Aufhebung der Keilform in nur einem oder zwei Segmenten besonders bei erhaltener Keilform bei Seitwärtsdrehung zur Gegenseite

Wichtige Daten

1. Gesamtbeweglichkeit der LWS = ca. 64° (–80°) (nach Bakke)
2. Spielraum bei maximaler In- und Reklination der einzelnen WK (nach Burri) = zwischen 8°–18°
   Bewegungsausschlag meist von L_1/L_2 bis L_4/L_5 ansteigend
   Beweglichkeit meist bei L_4/L_5 am größten
   große Variabilität bei L_5/S_1
   Bewegungsausschlag bei Seitwärtsbeugung bei L_5/S_1 am geringsten

Becken a.-p. (im Stand)

Anatomisch normale und symmetrische Form des Beckenskeletts. Beide Beckenschaufeln stehen gleich hoch. Mineralgehalt und Knochenstruktur sind regelrecht. Die kortikalen Randkonturen sind normal breit, glatt und scharf abgrenzbar ohne pathologische Konturunterbrechungen. Regelrechte Abbildung beider Pfannendächer. Ordnungsgemäße Stellung der normal geformten Hüftköpfe. Glatte und scharf abgrenzbare, kongruente Gelenkflächen mit allseits normal weitem Gelenkspalt. Keine intra- oder periartikulären Verkalkungen. Das Iliosakralgelenk und der Symphysenspalt sind normal weit, glatt und scharf begrenzt. Das Os sacrum und die mitdargestellten Anteile der LWS sind unauffällig. Im Bereich der Weichteile keine pathologischen Verkalkungen oder röntgenschattengebende Fremdkörper.

Beurteilung

Regelrechte Darstellung des Beckens.

Checkliste

Form	– Form (Symmetrie)
Stellung	– Beckenoberkanten gleich hoch (nur bei Aufnahme im Stand)
Struktur	– Mineralgehalt – Spongiosabälkchen scharf abgrenzbar – keine umschriebenen Aufhellungen oder Verdichtungen
Kontur	– Kortikalis glatt und scharf – Kortikalis- und Kompaktabreite normal (Vergleich mit Gegenseite) – keine Konturunterbrechung oder Stufe – keine Knochenappositionen (v. a. Sitzbeine, Spina iliaca anterior superior oder inferior) – keine subperiostale Sklerosierung oder Abhebung
Hüfte	– Pfannendach: – – Form (Symmetrie) – – Köhler-Tränenfigur – Femurkopf: – – Form – – CCD-Winkel (s. u.) – – Stellung (Einstellung der Aufnahme: Tuberculum majus und minus!)

	– Gelenk: – – Gelenkflächen (glatt, scharf) – – Gelenspalt (s. u.) – – keine Randausziehung (Pfannendach, Hüftkopf, Fovea) – – keine subchondrale Sklerosierung oder subkortikale zystische Aufhellungen – – keine intra- oder periartikulären Verkalkungen
Symphyse	– Symphysenweite (s. u.) – keine Randausziehungen – keine subchondrale Sklerose, Zysten, Erosionen
ISG	– Form des Iliosakralgelenkes – Kontur (glatt, scharf) – Weite (s. u.) – keine lokalen Auftreibungen, Sklerosierungen – keine subkortikalen Aufhellungen oder Verdichtungen – keine Zysten
Os sacrum	– Struktur – Kontur und Foraminabegrenzungen glatt und scharf (Foramina seitengleich?)
LWS	– Achse (gerade) – Form der Wirbelkörper – Knochenstruktur – Kontur (Randausziehungen) – Wurzelbögen erhalten
Weichteile	– keine Weichteilverdichtung, Schwellung – keine röntgenschattengebenden Fremdkörper – keine Verkalkungen (Gefäßband, Sehnenansatz) – Fettkörper (Hüfte) nicht abgehoben – Harnblasenschatten – Linie des M. obturatorius internus (Hämatom, Koxarthritis) – evtl. Linien des M. piriformis, Psoasrand, M. levator ani)

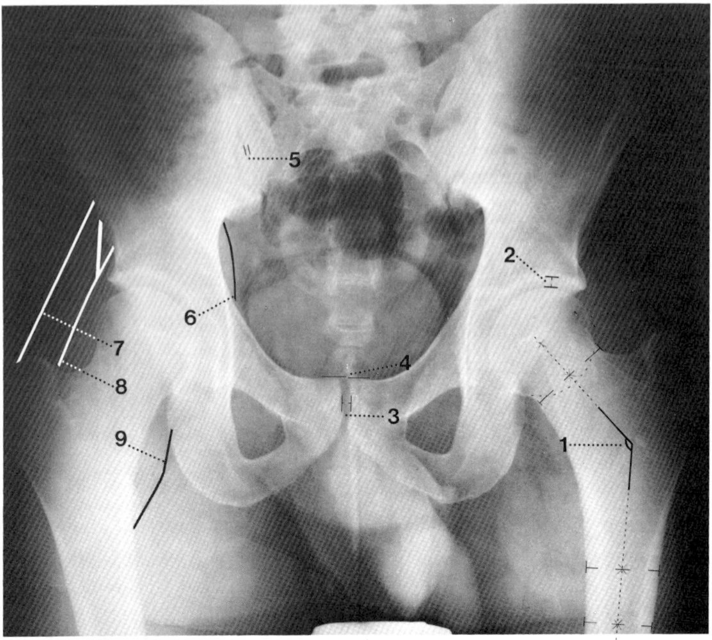
5
2
6
7
4
8
3
9
1

Wichtige Daten

1. *CCD-Winkel:* 120°–130°
2. *Gelenkspaltweite:* 4–5 mm
3. *Symphysenweite:* bis 6 mm (Multipara)
4. *einseitiger Symphysenhochstand* bis max. 2 mm
5. *Iliosakralgelenksweite:* 3–4 mm
6. *Weichteillinie:* M. obturatorius internus
7. *Fettstreifen* zwischen Mm. glutei minimus und medius
8. *Fettstreifen* medial vom M. gluteus minimus
9. *Fettstreifen* medial vom M. iliopsoas

Beckenaufnahme nach Martius

Anatomisch normale und symmetrische Form des Beckenskeletts bei regulärer Stellung der abgebildeten Skelettanteile. Der Beckeneingangsraum ist regelrecht konfiguriert und glatt begrenzt. Die Maße der Conjugata vera, des schrägen und des queren Durchmessers liegen im Normbereich.
Das übrige Beckenskelett stellt sich ordnungsgemäß dar.
Unauffällige Weichteile.

Beurteilung

Regelrechte Darstellung des Beckenskeletts und des Beckeneingangsraumes.

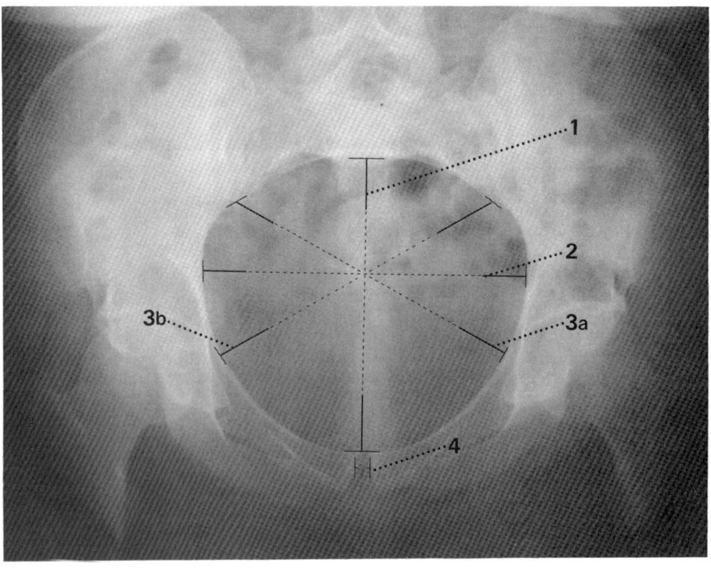

Checkliste

Form	– Beckenschaufeln (Symmetrie) – Kreuzbein und LWS – querovale Form des Beckeneingangsraumes (Einstellung der Aufnahme: Scham- und Sitzbeinast projizieren sich übereinander)
Stellung	– Beckenoberkanten stehen annähernd gleich hoch – Kreuz- und Steißbein in Medianlinie
Beckeneingangsraum	– glatte, ebene Konturen der inneren Begrenzung des Beckenringes (Schambein, Beckenschaufeln, Sakrum, Promontorium) – keine Stufenbildung – keine knöchernen Anlagerungen – Symphysenspalt normal breit (s. u.), keine Stufe – normale Maße: 1. der Conjugata vera (obstetrica) (s. u.) 2. des queren Durchmessers (s. u.) 3. des schrägen Durchmessers (s. u.) (Bezeichnung als 1. schräger Durchmesser: linke Eminentia iliopubica zum gegenseitigen Iliosakralgelenk – 2. schräger Durchmesser: rechte Eminentia zum linken Iliosakralgelenk)
Übriges Skelett	– Knochenstruktur – Kontur – Stellung der Hüften und der unteren LWS – ISG (Form, Weite, Begrenzung)
Weichteile	– keine Verkalkungen (v. a. im Bereich der Beckenräume) – keine Fremdkörper – keine Weichteilschwellung – Darmgasverteilung

Wichtige Daten

1. *Conjugata vera (obstetrica)* = ca. 11 cm
2. *Querer Durchmesser* = ca. 13 cm
3. *Schräger Durchmesser* = ca. 12 cm
   a) 1. schräger Durchmesser
   b) 2. schräger Durchmesser
4. *Weite des Symphysenspalts* = bis 6 mm (Multipara)

Beckenaufnahme nach Guthmann

Regelrechte Stellung von unterer LWS, Os sacrum und Os coccygeum zueinander. Ordnungsgemäße Konfiguration und glatte Konturen der ossären Begrenzungen der Beckenräume. Die Maße der Conjugata vera, der Beckenhöhle und des Längsdurchmessers des Beckenausganges liegen im Normbereich. Regelrechte Darstellung der übrigen Skelettanteile. Unauffällige Weichteile.

Beurteilung

Regelrechte Darstellung des seitlichen Beckens mit normalen Maßen der Beckenräume.

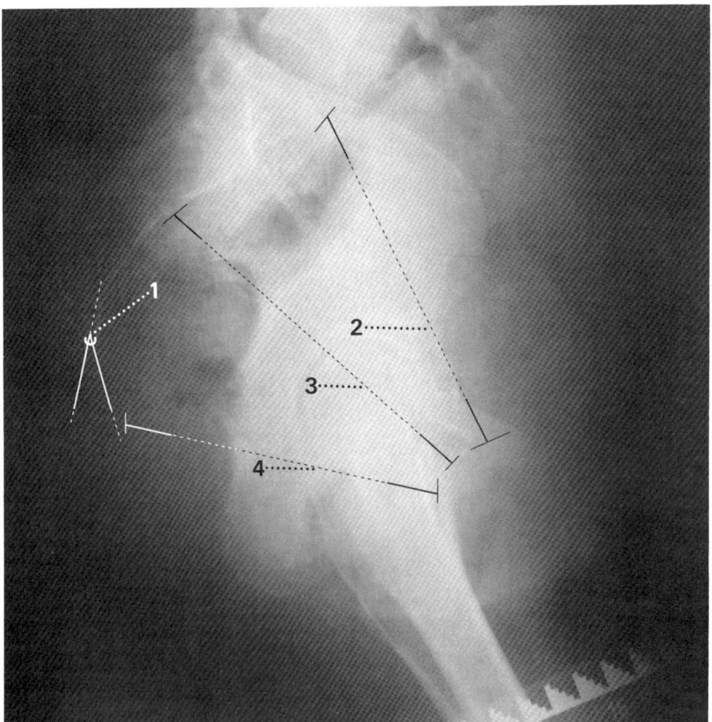

Checkliste

Stellung	– Einstellung der Aufnahme (Hüftköpfe übereinander) – normaler Lumbosakralwinkel – Stellung LWK 5 zu Os sacrum – Stellung Steißbein zu Os sacrum (s. u.)
Beckeneingang	– Maße der Conjugata vera (obstetrica) (s. u.) – normaler lumbosakraler Übergang – keine Knochenanlagerungen
Beckenhöhle	– reguläre Rundung der Kreuzbein- und Sacrumvorderfläche – Maße (s. u.)
Beckenausgang	– Maße des Längsdurchmessers (s. u.)
Übriges Skelett	– untere LWS, Sakrum Steißbein: – – Form, Stellung, Struktur, Kontur, Zwischenwirbelräume – – grobe Auffälligkeiten der Gelenkflächen
Weichteile	– keine Verkalkungen (v. a. im Bereich der Beckenräume) – keine Fremdkörper – keine Weichteilschwellung

Wichtige Daten

1. Winkel vom Os coccygeum zum Os sacrum = ca. 10°–30° nach ventral (bei großer Variabilität)
2. *Beckeneingang (Conjugata vera):* = ca. 11 cm
3. *Beckenhöhle:* = größer 12 cm
4. *Beckenausgang:* = ca. 9 cm

Ala- und Obturatoraufnahme

Normale Form der Hüftpfanne. Unauffällige Abbildung der Pfannenränder und des Pfannengrundes. Die kortikalen Randkonturen sind glatt und scharf abgrenzbar. Kein Nachweis pathologischer Konturunterbrechungen bzw. pathologischer Aufhellungen oder Verdichtungen. Keine Randwulstbildungen. Der Gelenkspalt ist normal weit. Die Gelenkflächen sind kongruent bei guter Deckung des glatt konturierten Hüftkopfes. Schambein und Sitzbein sind regelrecht geformt. Das Foramen obturatorium läßt sich ordnungsgemäß abgrenzen. Die kortikalen Randkonturen sind intakt. Die Knochenstruktur ist unauffällig. Die Beckenschaufel ist normal geformt, äußere Begrenzung und Knochenstruktur sind regelrecht. Unauffällige Abbildung der Weichteile.

Beurteilung

Unauffälliger Befund des Hüftgelenkes, insbesondere keine pathologischen Veränderungen im Bereich der Hüftpfanne, der Pfannenpfeiler, des Scham- und Sitzbeines sowie der Beckenschaufel.

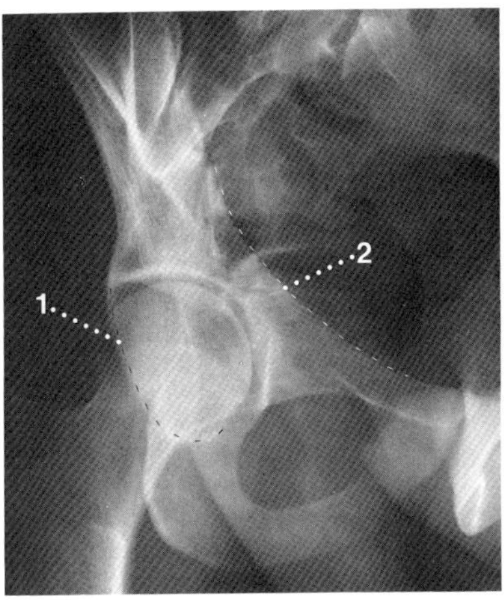

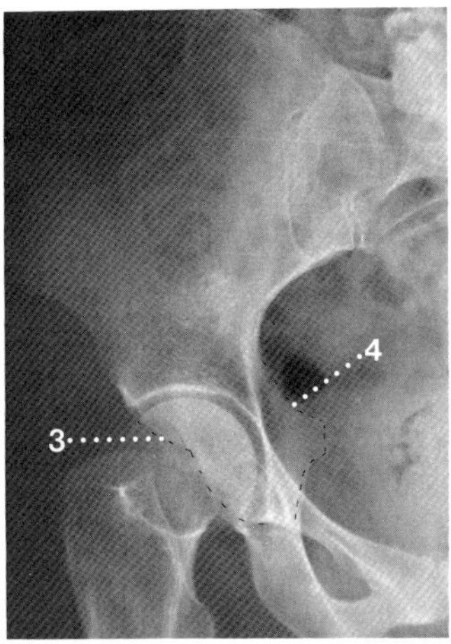

Wichtige Daten

Knochenlinien:
1. dorsaler Pfannenrand
2. Linea terminalis (Beckeneingang)
3. ventraler Pfannenrand
4. Os ischii

Checkliste

Hüftpfanne	– vorderer Pfannenrand (v. a. Alaaufnahme = rechtes Bild) – hinterer Pfannenrand (v. a. Obturatoraufnahme = linkes Bild) – Pfannengrund
Gelenk, Hüftkopf	– medialer Gelenkspalt bzw. Hüftkopf (Obturator) – dorsaler u. ventraler Gelenkanteil, Hüftkopf (Ala)
Schambein, Sitzbein	– *Obturatoraufnahme* (gut beurteilbar sind): – – Linea terminalis – – mittlerer und unterer Sitzbeinanteil – – Foramen obturatorium (ovale Form) – – Schambein – *Alaaufnahme* (gut beurteilbar sind): – – lateraler Anteil des Sitzbeins – – Spina ischiadica – – Schambein
Beckenschaufel	– vor allem Alaaufnahme
Form	– v. a. Hüftkopf, Gelenkpfanne (Kongruenz der Gelenkflächen, Deckung d. Hüftkopfes), Beckenschaufel
Struktur	– Mineralgehalt – reguläre Anordnung der Spongiosabälkchen – Spongiosabälkchen scharf abgrenzbar – keine patholog. Aufhellungen oder Verdichtungen
Kontur	– Kortikalis glatt und scharf – Kortikalis- und Kompaktabreite normal – keine Konturunterbrechung oder Stufe – keine Randausziehungen (Pfannendach, Hüftkopf, Fovea) – keine Knochenappositionen (v. a. Sitzbeine, Spina iliaca anterior superior oder inferior) – keine subperiostale Sklerosierung oder Abhebung
Weichteile	– keine Weichteilverdichtung, Schwellung – keine röntgenschattengebenden Fremdkörper – keine Verkalkungen (intra-, periartikulär, Gefäßband, Sehnenansatz) – Fettkörper (Hüfte) nicht abgehoben – Harnblasenschatten – Linie des M. obturatorius internus (Hämatom, Koxarthritis)

Iliosakralgelenk a.-p.

Die Gelenkflächen des Iliosakralgelenkes sind normal geformt. Ihre kortikalen Randkonturen sind normal breit, glatt und scharf begrenzt ohne pathologische Konturunterbrechung. Der Gelenkspalt ist allseits normal weit. Die mitdargestellten Anteile des Os ilium und Os sacrum sind anatomisch normal und symmetrisch geformt. Mineralgehalt und Knochenstruktur sind regelrecht. Unauffällige Darstellung der Weichteile ohne Hinweis auf Verkalkungen oder röntgenschattengebende Fremdkörper.

Beurteilung

Regelrechte Darstellung der Iliosakralgelenke.

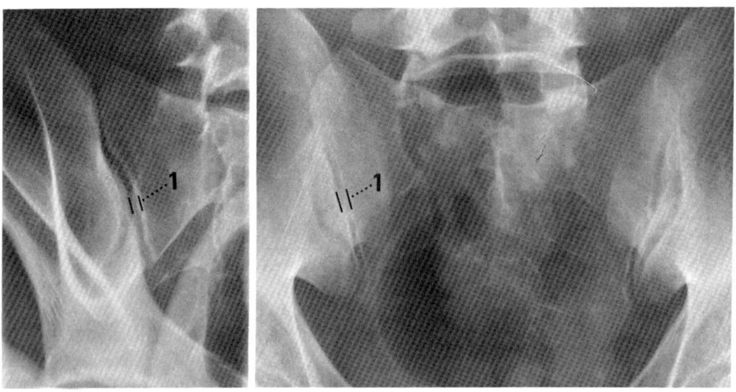

Checkliste

Gelenk Form	– Gelenkfläche nach kaudal konvergierend (symmetrisch) – 2 Aufnahmemöglichkeiten: a) a.-p. Strahlengang mit Aufhebung der Lendenlordose b) a.-p. Strahlengang mit Anhebung der ipsilateralen Seite um ca. 30°
Kontur	– Kortikalis glatt und scharf, normal breit – keine Konturunterbrechung oder Stufe – keine bandförmigen, fleckigen oder umschriebenen Verdichtungen – keine Erosionen, Destruktion, Zysten – keine Sklerose – keine Randwulstbildungen
Gelenk	– Gelenkspalt allseits normal weit (s. u.) – keine umschriebene Aufweitung – keine Ankylose – keine Aufhellungen (Luft)
Knochen Form	– Os sacrum (4 Foraminapaare, 5 Wirbel): symmetrisch
Struktur	– Mineralgehalt – scharfe Abgrenzbarkeit der Spongiosabälkchenstruktur (auch im subchondralen Gelenkbereich) – keine umschriebenen Verdichtungen oder Aufhellungen
Weichteile	– keine Bänderverkalkung (Sehnen, Faszien) – keine röntgenschattengebenden Fremdkörper oder Verkalkungen (Lymphknoten, Gefäße)

Wichtige Daten

1. Gelenkspaltweite des ISG = 3–4 mm

Kreuzbein in 2 Ebenen

Anatomisch normale Form von Os sacrum und Os coccygeum mit symmetrischer Verjüngung der Steißbeinwirbel nach kaudal. Regelrechte Stellung ohne stärkere seitliche oder ventrale Abwinkelung des Steißbeins. Mineralgehalt und Knochenstruktur sind normal. Die Gelenkflächen des Iliosakralgelenkes sind nach Form, Kontur und Gelenkspaltweite unauffällig. Die Foraminabegrenzungen und die Konturen der Steißbeinwirbel sind glatt und scharf, ohne Hinweis auf Konturunterbrechung. Regelrechte Weichteilverhältnisse.

Beurteilung

Regelrechte Darstellung von Os sacrum und Os coccygeum.

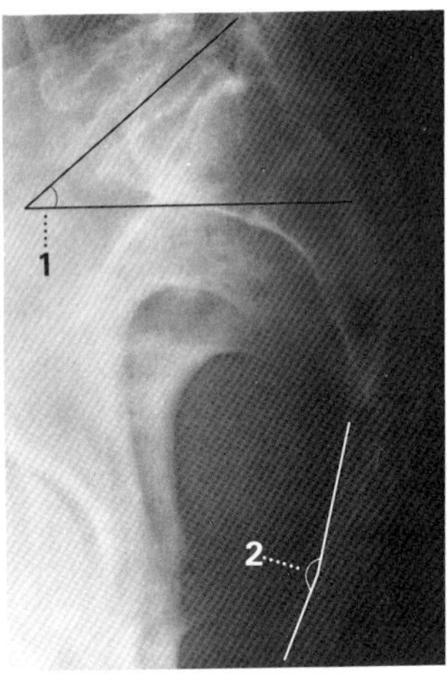

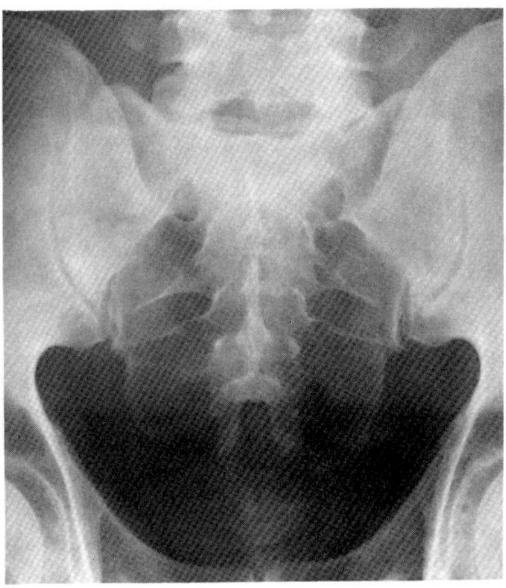

Checkliste

Form	– Kreuzbein: – – 4 Foraminapaare (5 Wirbel) – – Symmetrie – – harmonische Rundung der Sakralvorderfläche (Seitaufnahme) – Steißbein: – – Dreieckform (soweit dargestellt) – – Anzahl (4–5 Wirbelrudimente) – – Größe (keine atypische Verkürzung oder Verlängerung) – – keine Verplumpung oder Fehlbildung – – symmetrische Verjüngung nach kaudal
Stellung	– Lumbosakralwinkel (s. u.) – Stellung von LWK 5 zu Os sacrum – Stellung von Steiß- zu Kreuzbein (s. u.) – keine Abknickung des Steißbeins (v. a. nach ventral)
Struktur	– Mineralgehalt – keine umschriebenen Verdichtungen – keine Aufhellungen oder Auftreibungen
Kontur	– Kortikalis (glatt, scharf, normal breit) – keine Konturunterbrechung oder Stufe – *ISG und Zwischenwirbelräume:* – – Gelenkflächen glatt – – Kortikalis normal breit – – keine Sklerose – – keine Randausziehungen – – keine Aufhellungen oder Verdichtungen – – Gelenkspaltweite (soweit beurteilbar) normal – *Foraminabegrenzung:* – – Kontur glatt und scharf – – keine Konturauslöschung oder Stufe
Weichteile	– Verkalkung, Fremdkörper?

Wichtige Daten

1. Lumbosakralwinkel (S_1/Horizontale) = 26°–57° (= ca. 34°) (Ermittlung der Horizontalen: steht senkrecht auf der Verbindungslinie Symphyse – Spina iliaca anterior superior)
2. Stellung von Steiß- zu Kreuzbein = ca. 10°–30° nach ventral (seitl. Aufnahme) (bei großer Variabilität)

Steißbein in 2 Ebenen

Anatomisch normale Form des Steißbeins mit symmetrischer Verjüngung der Steißbeinwirbel nach kaudal. Anatomisch regelrechte Achsstellung ohne stärkere seitliche oder ventrale Abwinkelung. Mineralgehalt und Knochenstruktur sind normal. Die äußere Wirbelkörperkontur ist glatt und scharf abgrenzbar ohne Hinweis auf Konturunterbrechung. Die mitdargestellten Anteile des Os sacrum sind unauffällig. Regelrechte Weichteilverhältnisse.

Beurteilung

Regelrechte Darstellung des Steißbeins.

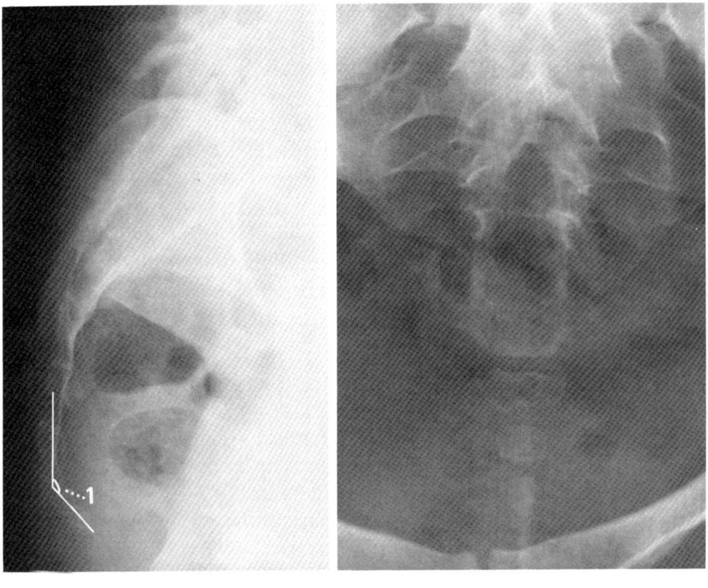

Checkliste

Form	– Dreieckform – normale Anzahl der Wirbelkörper (s. u.) – normale Größe (keine atypische Verkürzung oder Verlängerung) – keine Verplumpung oder Fehlbildung – symmetrische Verjüngung nach kaudal
Stellung	– Achse normal (s. u.) – keine Abknickung (nach ventral)
Struktur	– Mineralgehalt – keine umschriebenen Verdichtungen – keine Aufhellungen oder Auftreibungen
Kontur	– Kortikalis (glatt, scharf) – keine Konturunterbrechung
Sakrum	– Form – Stellung – Knochenstruktur – Iliosakralgelenke
Weichteile	– keine Verkalkungen – keine Fremdkörper

Wichtige Daten

Anzahl = 3–4 Wirbelrudimente des Os coccygis

1. Achsstellung zu Os sacrum = ca. 10°–30° nach ventral (seitl. Aufnahme) (bei großer Variabilität)

Obere Extremitäten

Knöcherner Hemithorax

Das dargestellte Thoraxskelett ist nach Form, Anzahl und Stellung der Rippen ordnungsgemäß. Normale Weite der Interkostalräume. Mineralgehalt und Knochenstruktur sind regelrecht. Glatte und scharfe Begrenzung der Kortikalis ohne Hinweis auf pathologische Konturunterbrechung. Normale Breite der Kompakta. Anatomisch normale Form der Kostovertebral- bzw. Kostotransversalgelenke. Normale Abbildung der Weichteile und der mitdarstellten Anteile von Lunge, Herz und Mediastinum.

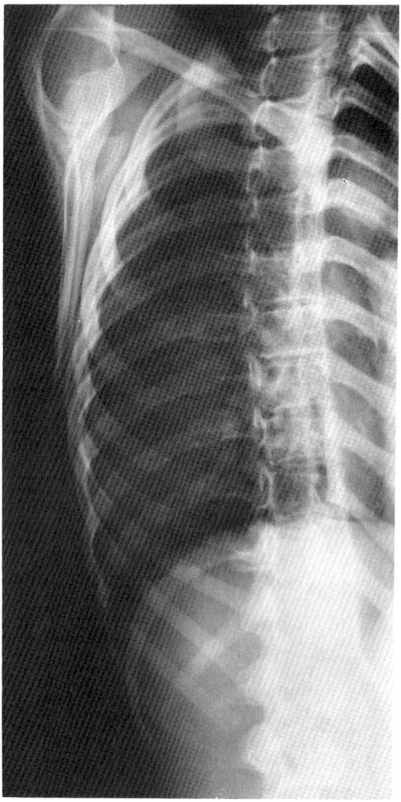

Beurteilung

Unauffälliger Befund des knöchernen Hemithorax.

Checkliste

Form	– Anzahl (12 Rippenpaare) – Rippenform (Gabelrippe, Rippenverschmelzung?) – Thoraxform
Stellung	– parallele Rippenanordnung – dorsaler Anteil waagerecht, ventral mit nach kaudal gerichtetem Verlauf – Interkostalräume allseits gleich weit
Struktur	– Mineralgehalt – reguläre Anordnung der Spongiosabälkchen – scharfe Abgrenzbarkeit der Spongiosabälkchenstruktur – keine umschriebenen Aufhellungen oder Verdichtungen – keine Auftreibungen – mäßige, dem Verlauf der Rippen entsprechende Rippenknorpelverkalkung
Kontur	– Kortikalis glatt und scharf – Kompakta (und Kortikalis) normal breit – keine Konturunterbrechung oder Stufe – keine Periostabhebung bzw. periostale Appositionen – keine Sklerose – keine Arrosion, Usur (v. a. Rippenunterrand)
Gelenk	– Kostovertebral- bzw. Kostotransversalgelenk: – – Gelenkspalt glatt und scharf – – keine Randausziehungen, Sklerose
Weichteile	– keine Weichteilschwellung (Hautemphysem?) – keine Pleuraverdickung – keine groben Auffälligkeiten der Lungenstruktur – Herz (Vergrößerung, Kalk) – Mediastinum (Stellung, Form, pathologische Aufhellung oder Verschattung, Trachea) – keine röntgenschattengebenden Fremdkörper oder Verkalkungen

Sternum in 2 Ebenen

Anatomisch normale Form und Stellung mit regelrechter Wölbung des Sternums. Mineralgehalt und Knochenstruktur sind regelrecht. Glatte und scharfe Kontur der Kortikalis ohne pathologische Konturunterbrechung. Ordnungsgemäße Form und Stellung beider Klavikulä. Scharfe und glatte Begrenzung der artikulierenden Flächen des Sternoklavikulargelenkes mit normal weitem Gelenkspalt. Normale Darstellung der pleuralen Kontaktfläche des Sternums. Der Weichteilmantel ist unauffällig.

Beurteilung

Regelrechte Darstellung des Sternums und der Sternoklavikulargelenke.

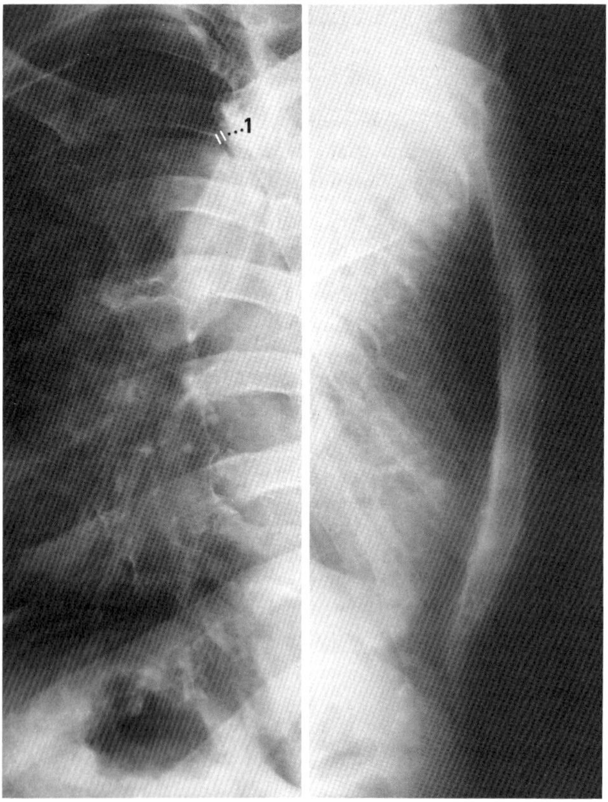

Checkliste

Form (Stellung)	– regelrechte Wölbung – keine Deformität i. S. eines Pectus ex- oder incavatum – Konfiguration des Xiphoids ohne wesentliche Krümmung nach ventral oder dorsal
Struktur	– Mineralgehalt – keine umschriebenen Aufhellungen oder Verdichtungen
Kontur	– Kompakta und Kortikalis glatt und scharf – normale Breite (keine umschriebene Verdickung oder Verdünnung) – keine Konturunterbrechung oder Stufe – Synchondrosis sternalis superior scharf und glatt begrenzt (keine Konturunterbrechung, Randausziehung, Verschmelzung)
Gelenk	– Klavikulä (Form, Stellung zum Manubrium sterni) – Gelenkflächen (glatt, scharf) – keine Sklerosierung – keine Randausziehungen – keine Usuren – Gelenkspaltweite (s. u.) (seitengleich) – keine intra- oder periartikulären Verkalkungen
Weichteile	– vordere pleurale Kontaktlinie nicht verbreitert – Brustwand normal breit – keine Verkalkungen, Fremdkörper

Wichtige Daten

1. Sternoklavikulargelenk: Gelenkspaltbreite = 3–5 mm

Beide Schultergelenke a.-p. unter Belastung

Anatomisch normale, symmetrische Form der an den Schultergelenken beteiligten Skelettabschnitte. Akromion und Klavikula stehen auf beiden Seiten etwa gleich hoch bei normal weiten Gelenkspalten. Auf beiden Seiten symmetrische, regelrechte Artikulation der Humerusköpfe. Seitengleiche, normale Sternoklavikulargelenke. Soweit abgebildet nach Form und Anzahl unauffällige Darstellung der oberen Rippen bei normaler Stellung der unteren HWS und der oberen BWS. Mineralgehalt und Knochenstruktur sind normal. Glatt und scharf begrenzte äußere Knochenkonturen und Gelenkflächen. Keine intra- oder periartikulären Verkalkungen. Unauffällige Weichteile.

Beurteilung

Normaler, symmetrischer Befund beider Schultergelenke.

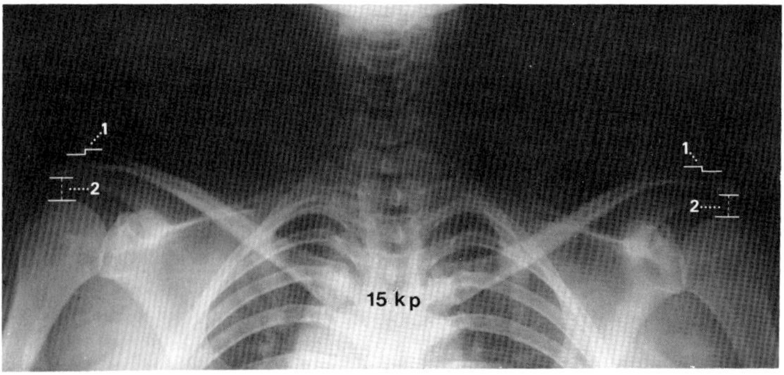

Checkliste

Form	– Klavikulä (Symmetrie, keine Knickbildung) – Skapulä (Symmetrie) – Humerusköpfe (gerundet, symmetrisch) – Rippen (soweit dargestellt seitengleich, keine überzähligen Rippen, Halsrippen) – HWS
Stellung	– Akromioklavikulargelenke beidseitig etwa auf gleicher Höhe, keine Seitendifferenz – Schultergelenk auf beiden Seiten gleiche Artikulation, keine Seitendifferenz – seitengleiche Stellung beider Skapulä – normale Stellung der Rippen und der HWS – symmetrische Artikulation im Sternoklavikulargelenk
Struktur	– Mineralgehalt – reguläre Anordnung der Spongiosabälkchen – Spongiosabälkchen (soweit beurteilbar) scharf abgrenzbar – keine umschriebenen Aufhellungen oder Verdichtungen – Epiphysenfugen (offen – geschlossen)
Kontur	– Kortikalis glatt und scharf – keine umschriebene Verbreiterung oder Verdünnung (Vergleich mit Gegenseite) – keine Konturunterbrechung oder Stufe – keine Randausziehungen
Weichteile	– intakt – keine Schwellung – keine Fremdkörper – Fettkörper nicht abgehoben (v. a. gelenknah) – keine Verkalkungen (Gefäßband, intra-, periartikulär)

Wichtige Daten

1. Akromioklavikulargelenk: etwa gleiche Höhe
2. Schultergelenk: Humerusköpfe auf beiden Seiten etwa gleiche Höhe

Klavikulaaufnahme

Anatomisch regelrechte Form und Stellung der Klavikula. Mineralgehalt und Knochenstruktur sind ordnungsgemäß. Glatte und scharfe Kontur der Kortikalis. Normale Breite der Kompakta. Keine pathologische Konturunterbrechung. Die Gelenkflächen im Akromio- bzw. Sternoklavikulargelenk sind glatt und scharf begrenzt. Normale Weite der Gelenkspalten. Die mitdargestellten Anteile der Rippen, des Schulterblattes und des Oberarmknochens sind unauffällig. Reguläre Abbildung der Weichteile.

Beurteilung

Unauffällige Darstellung der Klavikula.

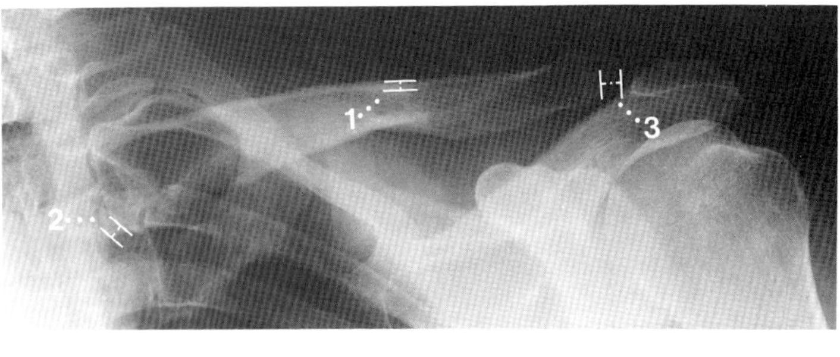

Checkliste

Form	– langer Röhrenknochen – keine Achsknickung
Stellung	– Vergleich des proximalen Klavikulaendes am Manubrium sterni mit der Gegenseite – distales Ende mit Akromion auf gleicher Höhe
Struktur	– Mineralgehalt – reguläre Anordnung der Spongiosabälkchen – scharfe Abgrenzbarkeit der Spongiosabälkchenstruktur – keine umschriebenen Aufhellungen, Auftreibungen oder Verdichtungen – normale Weite der Markräume – Epiphysenfugen (offen – geschlossen)
Kontur	– Kortikalis glatt und scharf – Kompakta (und Kortikalis) normal breit (s. u.) – keine Konturunterbrechung, Stufe – keine Periostabhebung oder periostalen Anlagerungen
Gelenk	– Akromio- und Sternoklavikulargelenke: – – Form – – Kontur (glatt, scharf) – – keine Sklerose, keine subchondralen Aufhellungen – – Gelenkspaltweite (s. u.) – – keine (intra- oder) periartikulären Verkalkungen
Übriges Skelett	– Rippen, Schulterblatt, Oberarm: – – Form – – Stellung – – Struktur – – Kontur
Weichteile	– intakt – keine Schwellung – keine Fremdkörper – Fettkörper nicht abgehoben (vor allem gelenknah) – keine Verkalkungen (Gefäßband, Sehnenansatz)

Wichtige Daten

1. einfache Kompaktadicke: = 2–4 mm
2. Sternoklavikulargelenk: Gelenkspaltbreite = 3–5 mm
3. Akromioklavikulargelenk: Gelenkspaltbreite = 2–4 mm

Akromioklavikulargelenk

Anatomisch normale Form der dargestellten Skelettabschnitte. Regelrechte Stellung von Akromion und Klavikula zueinander. Mineralgehalt und Knochenstruktur sind ordnungsgemäß. Glatte und scharfe Abgrenzbarkeit der intakten Kortikalis. Normal breite Kompakta. Die Gelenkflächen sind regelrecht konturiert. Der Gelenkspalt ist normal weit. Unauffällige Weichteile.

Beurteilung

Normalbefund des Akromioklavikulargelenkes.

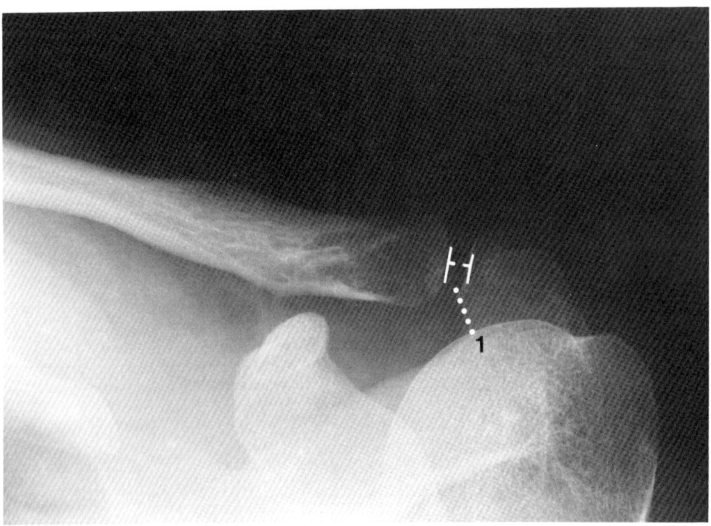

Checkliste

Form	– Akromion – Klavikulaende – evtl. Korakoid (Humeruskopf)
Stellung	– Klavikula und Akromion auf etwa gleicher Höhe – evtl. Stellung des Humeruskopfes
Struktur	– Mineralgehalt – Anordnung der Spongiosabälkchen – scharfe Abgrenzbarkeit der Spongiosabälkchenstruktur – keine umschriebenen Aufhellungen oder Verdichtungen – Epiphysenfugen (offen – geschlossen)
Kontur	– Kortikalis glatt und scharf – Kompakta (und Kortikalis) normal breit (s. u.) – keine Konturunterbrechung oder Stufe – keine Randausziehungen oder Sklerosezonen – kein Schwund der subchondralen Grenzlamelle – keine Erosionen – keine subperiostale Knochenresorption (v. a. Klavikulaunterrand) – Gelenkspaltweite (s. u.)
Weichteile	– intakt – keine Schwellung – keine Fremdkörper – keine Verkalkungen (Gefäßband, Sehnenansatz, intra-, periartikulär)

Wichtige Daten

1. Gelenkspaltweite (Akromioklavikulargelenk) = 2–4 mm

Skapula in 2 Ebenen

Anatomisch normale Form der Skapula. Mineralgehalt und Knochenstruktur sind regelrecht. Glatte und scharf abgrenzbare Knochenstrukturen. Schultergelenk und Akromioklavikulargelenk stellen sich bei glatten Gelenkflächen ordnungsgemäß dar. Die mit abgebildeten Anteile des Humeruskopfes, der Klavikula und der Rippen sind bei regelrechter Stellung unauffällig. Keine intra- oder periartikulären Verkalkungen. Normale Weichteile.

Beurteilung

Unauffälliger Befund der Skapula.

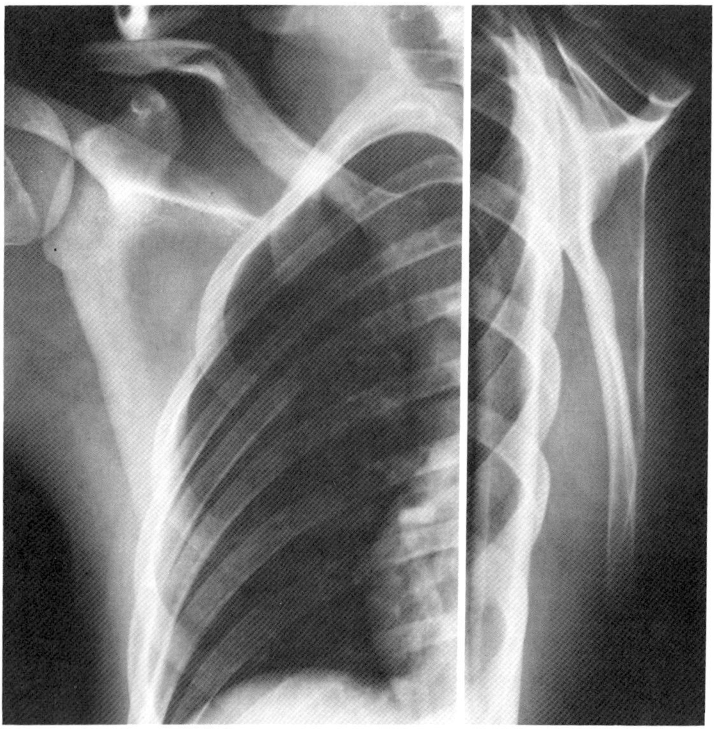

Checkliste

Form	– Dreiecksform der Skapula, Korakoid, Akromion (Gelenkfläche), evtl. Klavikula und Humeruskopf (Kugelform)
Stellung	– Skapula: zwischen der 2.–8. Rippe
Struktur	– Mineralgehalt – reguläre Anordnung der Spongiosabälkchen – scharfe Abgrenzbarkeit der Spongiosabälkchenstruktur – keine umschriebenen Aufhellungen oder Verdichtungen (zunehmende Entkalkung mit dem Alter normal, bei fraglichem Befund Vergleich mit der Gegenseite) – keine Frakturlinien
Kontur	– Kortikalis glatt und scharf – keine Konturunterbrechung, Stufe – keine Randausziehungen – keine Exostosen (v. a. Angulus superior)
Gelenke	– *Schultergelenk:* – – Form – – Stellung – – glatte, intakte Konturen – – keine Randausziehungen – – keine Sklerosezonen – – normale Gelenkspaltweite – – unauffällige Knochenstruktur vom Humeruskopf – *Akromioklavikulargelenk:* – – Form – – Stellung (Akromion und Klavikula etwa auf gleicher Höhe) – – Breite des Gelenkspaltes – – glatte, intakte Konturen – – keine Erosionen
Weichteile	– intakt – keine Schwellung – keine Fremdkörper – keine Verkalkungen (Gefäßband, intra-, periartikulär, Sehnenansatz)

Schultergelenk in 2 Ebenen

Anatomisch normale Form der am Schultergelenk beteiligten Skelettabschnitte. Humeruskopf in regelrechter Artikulation. Mineralgehalt und Knochenstruktur sind normal. Die Gelenkflächen sind regelrecht konturiert. Der Gelenkspalt ist allseits normal weit. Unauffällige Abbildung der übrigen angrenzenden Skelettanteile des Schultergürtels und des oberen Thoraxskeletts. Regelrechte Weichteilverhältnisse.

Beurteilung

Regelrechte Darstellung des Schultergelenkes.

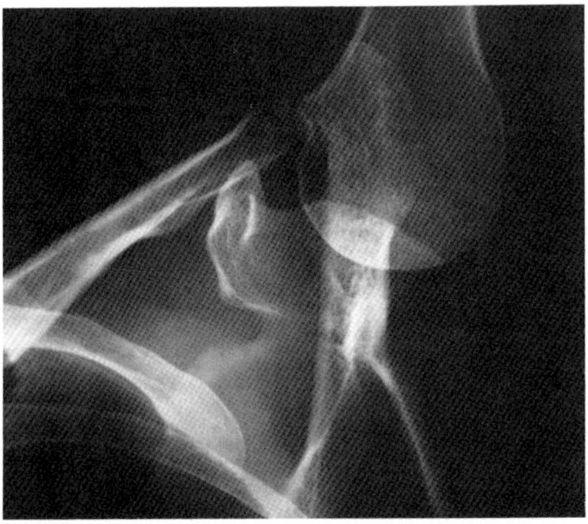

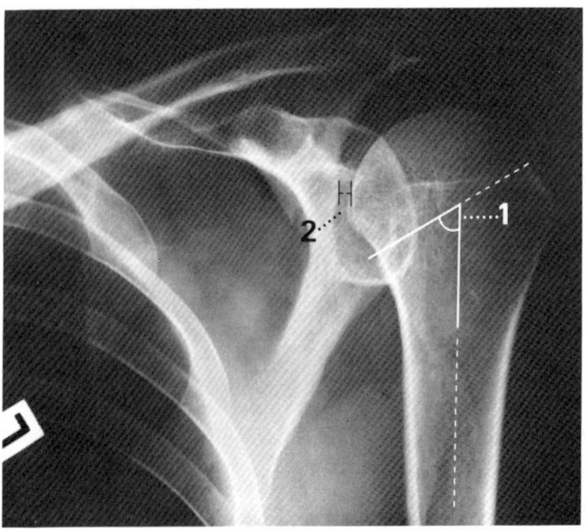

Checkliste

Form	– Kugelform des Oberarmkopfes – Schultergelenkspfanne, Humerus, Skapula
Stellung	– Artikulation des Humeruskopfes – Winkel (s. u.)
Struktur	– Mineralgehalt – reguläre Anordnung der Spongiosabälkchen – scharfe Abgrenzbarkeit der Spongiosabälkchenstruktur – keine umschriebenen Aufhellungen oder Verdichtungen (vor allem lateraler Humeruskopf) – Epiphysenfugen (offen – geschlossen)
Gelenk	– Kontur: Kortikalis glatt und scharf – keine umschriebene Verbreiterung oder Verdünnung – keine Konturunterbrechung, keine Stufe – keine Randausziehungen oder Sklerosezonen – Gelenkspaltweite (s. u.) – keine intra- oder periartikulären Verkalkungen
Übriges Skelett	– Kontur: Kortikalis glatt und scharf – Kompakta (und Kortikalis) normal breit – keine Konturunterbrechung, keine Stufe – keine Periostabhebung bzw. periostale Anlagerungen
Weichteile	– intakt – keine Schwellung – keine Fremdkörper – Fettkörper nicht abgehoben (v. a. gelenknah) – keine Verkalkungen (Gefäßband, Sehnenansatz, intra-, periartikulär)

Wichtige Daten

1. Winkel Humerusachse/Collum anatomicum = 60°–62°
2. Gelenkspaltbreite = 4–6 mm

Oberarm in 2 Ebenen

Anatomisch normale Form und Stellung des abgebildeten Skelettabschnittes. Mineralgehalt und Knochenstruktur sind regelrecht. Glatte und scharfe Kontur der Kortikalis. Normale Breite der Kompakta. Die Gelenkflächen sind normal geformt und kongruent bei glatter und scharfer Begrenzung. Der Gelenkspalt ist normal weit. Keine intra- oder periartikulären Verkalkungen. Der Weichteilmantel ist unauffällig.

Beurteilung

Regelrechte Darstellung des Oberarms und des mitdargestellten Ellbogengelenkes.

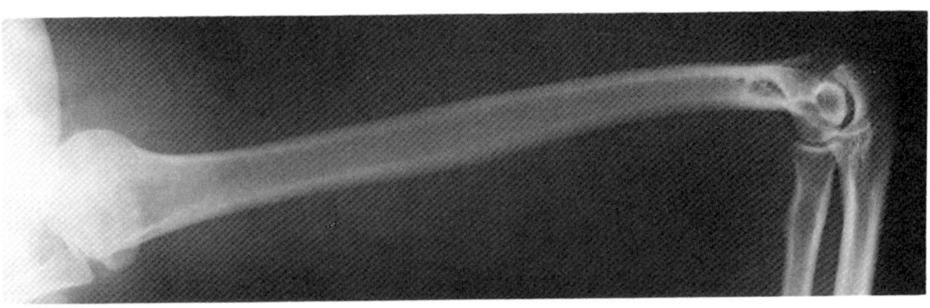

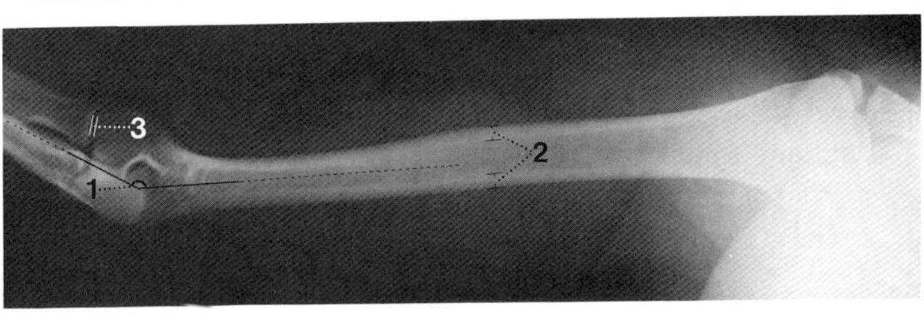

Checkliste

Form	– langer Röhrenknochen – keine Achsknickung – Größe
Stellung	– Ellbogenaxialwinkel (s. u.)
Struktur	– Mineralgehalt – Anordnung der Spongiosabälkchen – scharfe Abgrenzbarkeit der Spongiosabälkchenstruktur – keine umschriebenen Aufhellungen oder Verdichtungen – harmonische Weite der Markräume – Epiphysenfugen (offen – geschlossen)
Kontur	– Kortikalis glatt und scharf – Kompakta (und Kortikalis) normal breit (s. u.) – keine Konturunterbrechung oder Stufe – keine Periostabhebung bzw. periostale Appositionen
Gelenk	– Form (kongruent) – Gelenkflächen (glatt, scharf begrenzt) – Gelenkspaltweite (s. u.) – keine intra- oder periartikulären Verkalkungen
Weichteile	– intakt – keine Schwellung – keine Fremdkörper – Fettkörper nicht abgehoben (v. a. gelenknah) – keine Verkalkungen (Gefäßband, Sehnenansatz)

Wichtige Daten

1. *Ellbogenaxialwinkel* = 162°
2. *kombinierte Kompaktadicke* (mittlerer Humerus) = 5–10 mm
3. *Gelenkspaltbreite* (Ellbogengelenk) = 3 mm

Ellbogengelenk in 2 Ebenen

Anatomisch normale Form und Stellung von distalem Humerus, Ulna und Radius. Mineralgehalt und Knochenstruktur sind regelrecht. Kompakta und Kortikalis sind nach Breite und Kontur ordnungsgemäß. Die artikulierenden Gelenkflächen sind regelrecht konfiguriert, glatt und scharf begrenzt und stehen allseits normal weit zueinander. Keine intra- oder periartikulären Verkalkungen. Unauffällige Darstellung des Weichteilmantels.

Beurteilung

Regelrechter Befund des Ellbogens.

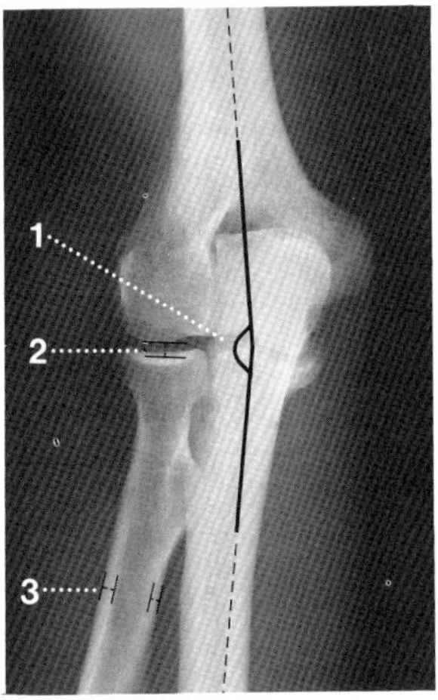

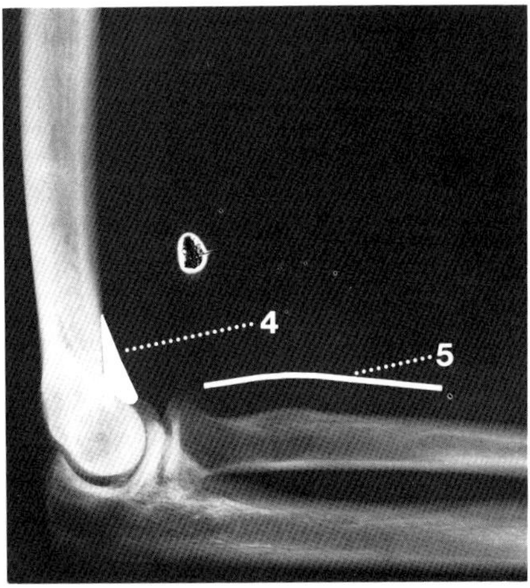

Wichtige Daten

1. *Ellbogenaxialwinkel:* 162°
2. *Ellbogengelenkspaltweite:* ca. 3 mm
3. *Kombinierte Kompaktadicke* (proximaler Radius): 5–8 mm
4. *Distaler Humerus-Fettkörper: (DHF)*
   a) vorderer DHF: proximal der Fossa coronoidea ca. 5 mm breit, anliegend
   b) hinterer DHF: normalerweise nicht sichtbar
5. *Supinatorfettlinie:* parallel zum proximalen Radius, ca. 3–4 cm lang, ca. 2–3 mm breit

Checkliste

Form	– Humerus – Ulna – Radius (v. a. Radiusköpfchen, Olekranon)
Stellung	– Winkel (s. u.) – Artikulation von Radiusköpfchen, Processus coronoideus und Olekranon
Struktur	– Mineralgehalt – Anordnung der Spongiosabälkchen – scharfe Abgrenzbarkeit der Spongiosabälkchenstruktur – keine umschriebenen Aufhellungen oder Verdichtungen – normale Weite der Markräume – Epiphysenfugen (offen – geschlossen)
Kontur (Knochen)	– Kortikalis glatt und scharf – Kompakta (und Kortikalis) normal breit (s. u.) – keine Konturunterbrechung oder Stufe – eine Periostabhebung bzw. periostale Appositionen – keine subperiostalen Aufhellungen – keine Spornbildung
Gelenk	– Form (kongruent) – Kortikalis glatt und scharf – normal breit (keine umschriebene Verdickung oder Verdünnung) – keine Konturunterbrechung, Stufe – Gelenkflächen (glatt, scharf, kongruent) – keine Impression oder Sklerose – keine Randausziehungen – Gelenkspalt (kongruent, Weite s. u.) – keine intra- oder periartikulären Verkalkungen
Weichteile	– intakt – keine Schwellung – keine Fremdkörper – Fettkörper nicht abgehoben (v. a. gelenknah, s. u.) – keine Verkalkungen (Gefäßband, Sehnenansatz)

Axialaufnahme des Ellbogens

Anatomisch normale Form und Stellung von Capitulum und Trochlea humeri und Olekranon. Mineralgehalt und Knochenstruktur sind regelrecht. Glatte und scharfe Kontur der Kortikalisbegrenzung ohne pathologische Konturunterbrechung. Regelrechte Darstellung des Kubitaltunnels. Kein Nachweis von Verkalkungen oder röntgenschattengebenden Fremdkörpern bei unauffälligen Weichteilen.

Beurteilung

Regelrechter Befund des Kubitaltunnels.

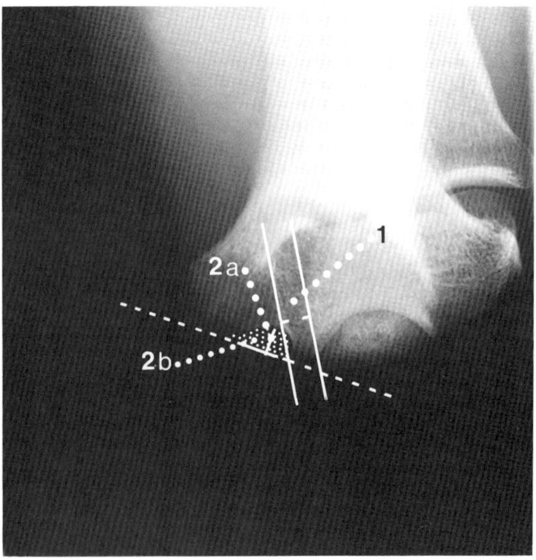

Checkliste

Form	– Trochlearolle – normale Form des Sulcus nervi ulnaris (keine posttraumatischen Veränderungen) – normale Tiefe des Kubitaltunnels (s. u.)
Stellung	– Stellung des Olekranons in der Trochlea und des Radius
Struktur	– Mineralgehalt – scharfe Abgrenzbarkeit der Spongiosabälkchenstruktur – keine umschriebenen Aufhellungen oder Verdichtungen
Kontur	– Kortikalis glatt und scharf (v. a. Gelenkflächen) – normal breit – keine Konturunterbrechung (v. a. Epicondylus lateralis und medialis sowie Olekranon) – keine Randausziehungen (v. a. medialer Trochlearand) – normale Weite des unteren Ellbogengelenkspaltes
Weichteile	– intakt – keine Schwellung – keine intraartikulären knöchernen Fremdkörper bzw. Ossikel im Kubitaltunnel – keine Verkalkungen

Wichtige Daten

1. *Mediale Inkongruität*
(Abstand der Tangente an die Medialseite der Trochlea und einer Parallelen am medialen Rand des Olekranons): kleiner 5 mm = normal
2. *Kubitaltunnel*
   a) Tiefe: ca. 6,8 (3,6–11,1) mm
   b) Fläche: ca. 0,88 cm^2

Unterarm in 2 Ebenen

Anatomisch normale Form und Stellung der abgebildeten Skelettabschnitte. Mineralgehalt und Knochenstruktur sind regelrecht. Glatte und scharfe Kontur der Kortikalisbegrenzung ohne pathologische Konturunterbrechung. Normale Breite der Kompakta. Die proximalen und distalen Gelenkflächen sind anatomisch regelrecht geformt. Die Gelenkflächen sind glatt und kongruent. Allseits normale Weite der Gelenkspalten. Kein Hinweis auf intra- oder periartikuläre Verkalkungen. Die Weichteile sind unauffällig.

Beurteilung

Regelrechte Darstellung des Unterarms.

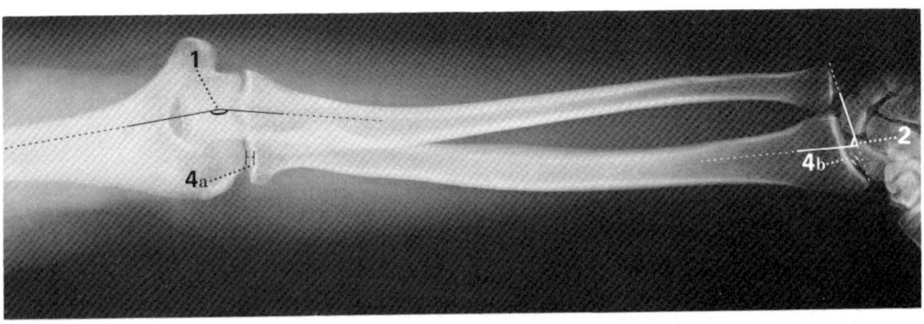

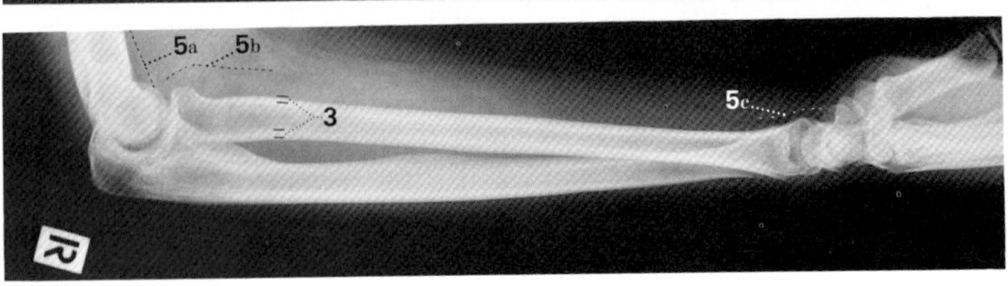

Checkliste

Form	– Radius, Ulna: Form, Größe
Stellung	– parallel – Abstand Radius – Ulna – Gelenkwinkel normal (s. u.)
Struktur	– Mineralgehalt – reguläre Anordnung der Spongiosabälkchen – scharfe Abgrenzbarkeit der Bälkchenstruktur – keine umschriebene Aufhellung oder Verdichtung – harmonische Weite der Markräume – Epiphysenfugen (offen – geschlossen)
Kontur	– Kortikalis glatt und scharf – Kompakta (und Kortikalis) normal breit (s. u.) – keine Konturunterbrechung oder Stufe – keine Periostabhebung bzw. periostale Appositionen – keine Spornbildung
Gelenk	– Form der Gelenkflächen (kongruent) – Kontur (glatt, scharf begrenzt) – keine Randausziehungen – Gelenspaltweite (s. u.) – keine intra- oder periartikulären Verkalkungen – akzessorische Knochen an typischer Stelle
Weichteile	– intakt, keine Schwellung – keine Fremdkörper – Fettkörper nicht abgehoben (s. u.) – keine Verkalkungen (Gefäßband, Sehnenansatz)

Wichtige Daten

1. *Ellbogenaxialwinkel* = 162°
2. *Handgelenkaxialwinkel* a.-p. = 72–95°
3. *kombinierte Kompaktadicke* (proximaler Radius) = 5–8 mm
4. *Gelenkspaltweiten:*
   a) Ellbogengelenk = 3 mm
   b) Radiokarpalgelenk = 2–2,5 mm
5. *Fettkörper:*
   a) distaler Humerus-Fettkörper
   b) Supinator-Fettlinie
   c) Pronator-quadratus-Zeichen erhalten (Vergleich mit Gegenseite)

Hand in 2 Ebenen

Das dargestellte Handskelett ist nach Form, Größe, Anzahl und Stellung der Phalangen und Metakarpalia sowie der Handwurzelknochen normal. Der Mineralgehalt und die Knochenstruktur sind regelrecht. Glatte und scharfe Kontur der Kortikalisbegrenzung ohne pathologische Konturunterbrechung. Normale Breite der Kompakta. Die Gelenkflächen sind anatomisch normal geformt und glatt begrenzt. Die Gelenkspalten sind allseits normal weit. Kein Hinweis auf intra- oder periartikuläre Verkalkungen. Unauffällige Abbildung der Weichteile.

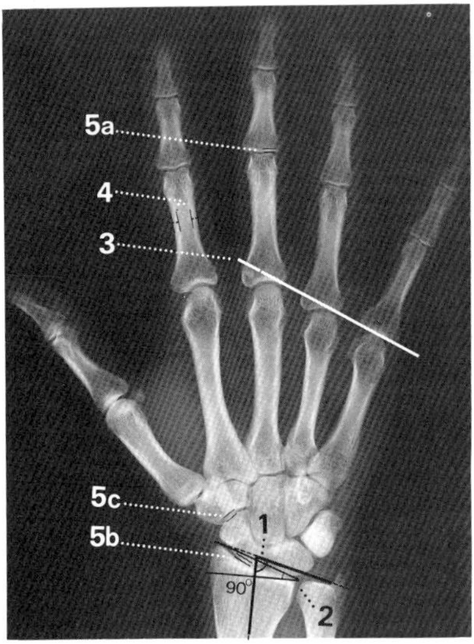

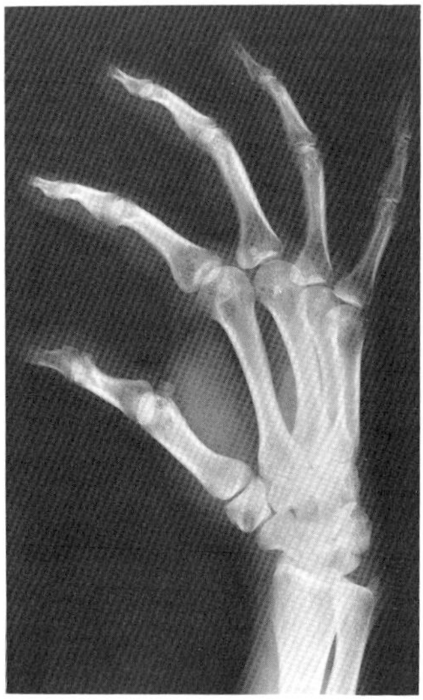

Wichtige Daten

1. *Handgelenkaxialwinkel:* a.-p. = 72°–95°
2. *Radiusgelenkwinkel:* a.-p. = 30°
3. *Metakarpalzeichen* (Tangente an distale Metakarpalia IV und V schneidet Metakarpale III nicht)
4. *kombinierte Kompaktadicke* (Grundglied 2. Finger) = 4–5 mm
5. *Gelenkspaltweite:*
   a) Interphalangealgelenke = 1–2 mm
   b) Radiokarpalgelenk = 2–2,5 mm
   c) Interkarpalgelenk = 1,5–2 mm

Beurteilung

Regelrechte Darstellung des Handskeletts.

Checkliste

Form	– Form – Anzahl (5strahlig, 5 Metakarpalia, 5 Grund-, Mittel-, Endphalangen, 8 Handwurzelknochen)
Stellung	– normaler Handgelenkaxialwinkel (s. u.) – kein Metakarpalzeichen (bei Wachstumsstörung, s. u.) – normale Distanz der Metakarpalköpfchen ($^2/_3 > ^4/_5 \geqq ^3/_4$) – normaler Radiusgelenkwinkel (s. u.)
Struktur	– Mineralgehalt – Anordnung der Spongiosabälkchen – scharfe Abgrenzbarkeit der Spongiosabälkchenstruktur – keine umschriebenen Aufhellungen oder Verdichtungen – normale Weite der Markräume – Epiphysenfugen (offen – geschlossen)
Kontur	– Kortikalis glatt und scharf – Kompakta (und Kortikalis) normal breit (s. u.) – keine Konturunterbrechung, keine Stufe – keine Periostabhebung bzw. periostale Appositionen – keine Sklerose
Gelenk	– Gelenkflächen (Interphalangeal-, Metakarpophalangeal- und Karpometakarpalspalten): Form, Kontur (glatt und scharf) – Gelenkspalten normal weit (s. u.) – keine marginalen Randwulstbildungen – keine Sklerosierung oder Erosionen (auch subchondral) – keine intra- oder periartikulären Verkalkungen – akzessorische Knochen an typischer Stelle
Weichteile	– intakt – normal breit (s. u.) – keine Fremdkörper – Fettkörper nicht abgehoben (v. a. gelenknah, s. u.) – keine Verkalkungen (Gefäßband, Sehnenansatz)

Handgelenk in 2 Ebenen

Nach Form, Größe und Anzahl regelrechte Abbildung der Skelettanteile des Handgelenkes. Die Stellung der einzelnen Handwurzelknochen zueinander, zu den Metakarpalia sowie zu Radius und Ulna ist ordnungsgemäß. Mineralgehalt und Knochenstruktur sind regelrecht. Glatte und scharfe Begrenzung der Kortikalis ohne Nachweis einer pathologischen Konturunterbrechung. Die Gelenkflächen sind normal geformt. Die mitabgebildeten Anteile von Radius, Ulna und der Metakarpalia sind unauffällig. Regelrechte Weichteilverhältnisse ohne röntgenschattengebende Fremdkörper oder Verkalkungen.

Beurteilung

Regelrechte Darstellung des Handgelenkes.

(Abbildungen s. S. 98)

Checkliste

Form	– Anzahl (8 Handwurzelknochen) – Größe – Form von Radius, Ulna, Handwurzelknochen, Metakarpalia
Stellung	– normaler Handgelenkaxialwinkel (s. u.) – normaler Radiusgelenkwinkel (s. u.)
Struktur	– Mineralgehalt – Anordnung der Spongiosabälkchen – scharfe Abgrenzbarkeit der Bälkchenstruktur – keine umschriebenen Aufhellungen oder Verdichtungen (z. B. fleckig, zystisch, bandförmig, diffus) – Weite der Markräume
Kontur	– Kortikalis glatt und scharf – keine Konturunterbrechung oder Stufe – keine periostalen Appositionen – keine Sklerose oder Erosionen
Gelenk	– *Interkarpalgelenk:* – – Form – – glatte und scharfe Begrenzung – – keine Stufenbildung – – normale Weite (s. u.) – *Radiokarpalgelenk:* – – Form (plateauartige Abgrenzung) – – glatt und scharf begrenzt – – normal weit (s. u.) – – Radius und Ulna normal gelegen – – Radius- und Ulnastyloide regelrecht – *Metakarpokarpalgelenk:* – – Form – – glatte und scharfe Begrenzung – – keine Stufe – – keine intra- bzw. periartikulären Fremdkörper – – normale Weite (s. u.) – – keine Randausziehungen – – keine subchondrale Sklerosierung oder Erosionen – *akzessorische Knochen* an typischer Stelle
Übrige Skelettanteile	– Radius, Ulna, Metakarpalia (Stellung, Struktur, Kontur)
Weichteile	– normal breit, keine Fremdkörper – Fettkörper nicht abgehoben (v. a. gelenknah, s. u.) – keine Verkalkungen (Gefäßband, Sehnenansatz)

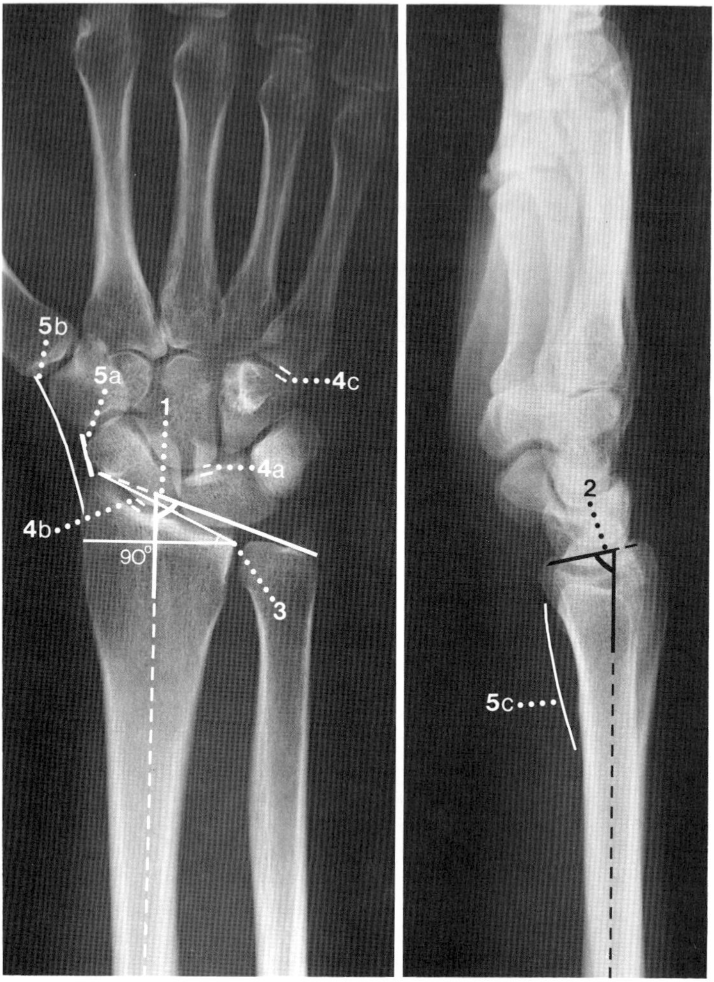
5b
5a
4c
1
4a
4b
90°
3
2
5c

Wichtige Daten

1. *Handgelenkaxialwinkel:* a.-p. = 72°–95°
2. *Handgelenkaxialwinkel:* seitl. = 79°–94°
3. *Radiusgelenkwinkel:* a.-p. = ca. 30°
4. *Gelenkspaltweite:*
   a) Interkarpalgelenk = 1,5–2 mm
   b) Radiokarpalgelenk – 2–2,5 mm
   c) Metakarpokarpalgelenk = 1–2 mm
5. a) Skaphoidfettstreifen: radial neben Os scaphoideum
   b) Fettstreifen der Daumenmuskelsehnenscheide
   c) Pronator-quadratus-Zeichen: palmarer distaler Unterarm

Karpaltunnelaufnahme

Form, Größe, Anzahl und Stellung der am Karpaltunnel beteiligten Mittelhandknochen sind beidseitig ordnungsgemäß. Mineralgehalt und Knochenstruktur sind regelrecht. Glatte und scharfe Begrenzung der Kortikalis ohne Nachweis einer pathologischen Konturunterbrechung. Akzessorische Knochen sind im Karpaltunnel nicht nachweisbar. Regelrechte Darstellung der Weichteile ohne Nachweis einer Seitendifferenz. Keine röntgenschattengebenden Fremdkörper oder Verkalkungen.

Beurteilung

Regelrechte Darstellung der Weichteile des Karpaltunnels und seiner knöchernen Begrenzung.

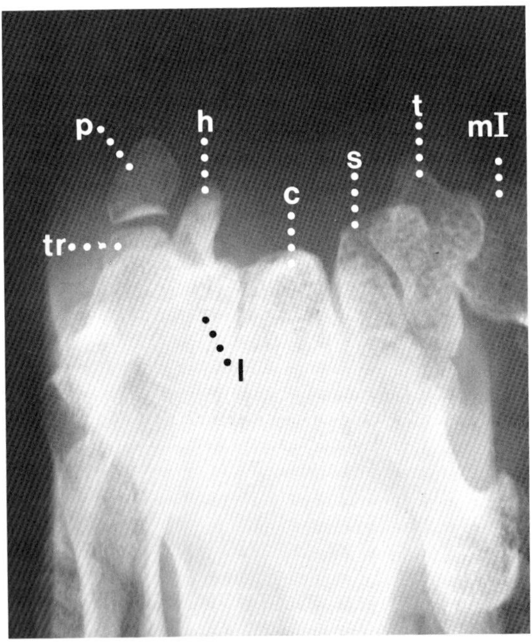

Checkliste

Form	– Handwurzelknochen (Anzahl) von radial nach ulnar: Os trapezium, scaphoideum, capitatum, lunatum, Hamulus ossis hamati, Os pisiforme sowie Os metatarsale I – keine akzessorischen Knochen im Karpaltunnel!
Stellung	– Vergleich mit Gegenseite – keine Luxation von Handwurzelknochen (v. a. Os lunatum)
Struktur	– Mineralgehalt – scharfe Abgrenzbarkeit der Spongiosabälkchenstruktur – keine umschriebenen Aufhellungen oder Verdichtungen
Kontur	– Kortikalis glatt und scharf – keine pathologische Konturunterbrechung oder Stufe – keine umschriebene Verdichtung, Anlagerung, Sklerose – Erosion (v. a. im Sinne von Arthrose oder Entzündung)
Weichteile	– tangential abgebildete Kutis intakt – keine Weichteilverdickung, Schwellung (Seitendifferenz?) – keine Kalkeinlagerungen – keine röntgenschattengebenden Fremdkörper

Wichtige Daten

Os triquetrum (tr)
Os pisiforme (p)
Hamulus os hamati (h)
Os lunatum (l)
Os capitatum (c)
Os scaphoideum (s)
Os trapezium (t)
Os metatarsale I (mI)

Skaphoidaufnahme

Form, Größe und Stellung des Os scaphoideum sind ordnungsgemäß. Mineralgehalt und Knochenstruktur sind regelrecht. Glatte und scharfe Begrenzung der Kortikalis ohne Nachweis einer pathologischen Konturunterbrechung. Die Gelenkflächen sind normal geformt sowie glatt und scharf begrenzt. Die mitabgebildeten Skelettanteile sind unauffällig. Keine Fremdkörper oder Verkalkungen.

Beurteilung

Regelrechte Darstellung des Os scaphoideum.

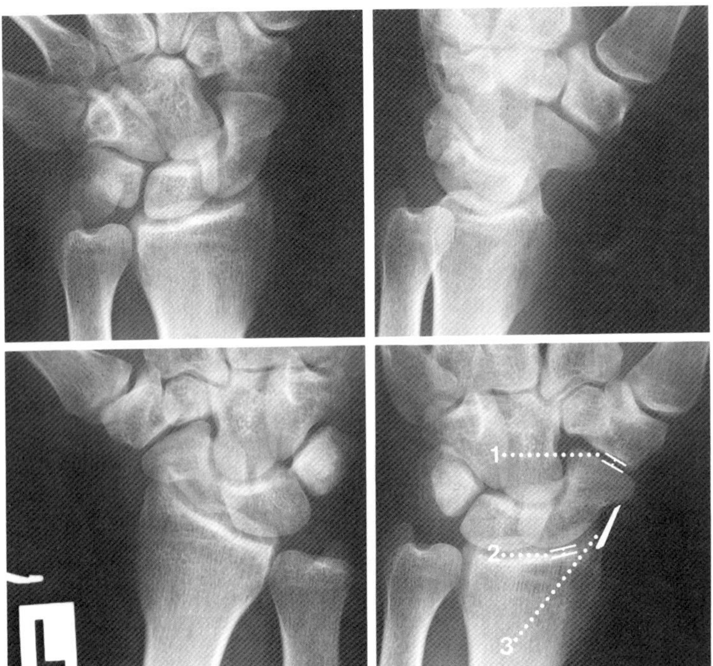

Checkliste

Form	– Größe – Form – einteilige Anlage
Stellung	– Artikulation mit Radius, Os lunatum, multangulum majus und minus, capitatum
Struktur	– Mineralgehalt – reguläre Anordnung der Spongiosabälkchen – scharfe Abgrenzbarkeit der Spongiosabälkchenstruktur – keine umschriebenen Aufhellungen oder Verdichtungen (fleckig, zystisch, diffus, bandförmig) (Frakturen meist im mittleren [ca. 50%] und proximalen [ca. 37%] Anteil)
Kontur	– Kortikalis glatt und scharf – keine pathologische Konturunterbrechung oder Stufe – keine exostosenförmige Vorwölbung – keine schalenförmige Absprengung (vor allem aus der Radialseite) – keine Sklerose
Gelenk	– Form der Gelenkflächen – Kontur (glatte und scharfe Begrenzung) – normale Weite der Gelenkspalten (s. u.) – keine Randausziehungen – keine intra- oder periartikulären Fremdkörper – akzessorische Knochen an typischer Stelle – Fettstreifen nicht verlagert (s. u.)
Weichteile	– keine Fremdkörper oder Verkalkungen

Wichtige Daten

Gelenkspaltweite:

1. Interkarpalgelenke = 1,5–2 mm
2. Radiokarpalgelenk = 2–2,5 mm
3. *Skaphoidfettstreifen:* radial neben Os scaphoideum

Spezialaufnahme des Os pisiforme

Form, Größe und Stellung des Os pisiforme sind ordnungsgemäß. Mineralgehalt und Knochenstruktur sind regelrecht. Glatte und scharfe Begrenzung der Kortikalis ohne Nachweis einer pathologischen Konturunterbrechung. Die Gelenkflächen sind normal geformt, glatt und scharf begrenzt. Die mitabgebildeten Skelettanteile, vor allem die Ossa lunatum, naviculare, hamatum und multangulum majus sind unauffällig. Kein Nachweis akzessorischer Knochen. Keine Fremdkörper oder Verkalkungen.

Beurteilung

Regelrechte Darstellung des Os pisiforme.

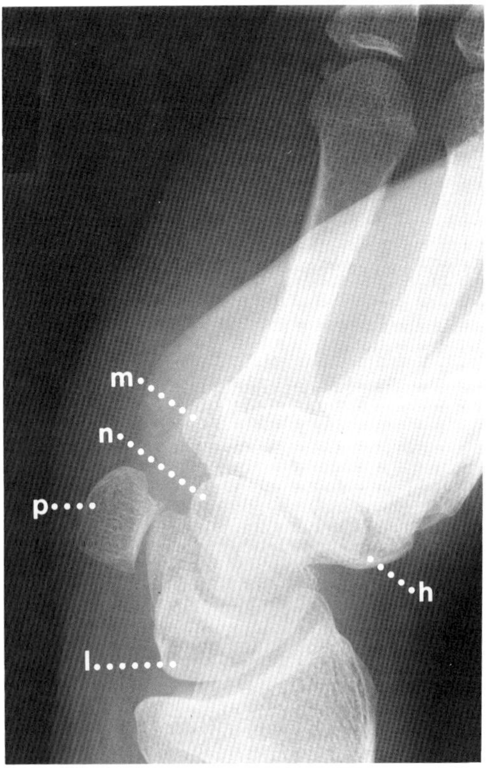

Checkliste

Form	– Größe – Form – einteilige Anlage
Stellung	– Artikulation mit Os triquetrum und Os hamatum – keine Verdrängung des Os pisiforme durch Knochenanlagerungen am Os capitatum
Struktur	– Mineralgehalt – Anordnung der Spongiosabälkchen – scharfe Abgrenzbarkeit der Spongiosabälkchenstruktur – keine umschriebenen Aufhellungen oder Verdichtungen (fleckig, zystisch, diffus, bandförmig)
Kontur	– Kortikalis glatt und scharf – keine pathologische Konturunterbrechung oder Stufe – keine exostosenförmige Vorwölbung – keine schalenförmige Absprengung – keine Sklerose
Gelenk	– Form der Gelenkflächen – Kontur (glatte und scharfe Begrenzung) – normale Weite der Gelenkspalten (s. u.) – keine Randausziehungen – keine intra- oder periartikulären Fremdkörper – keine akzessorischen Skelettelemente distal des Os pisiforme (Os lunatum externum) zwischen Os pisiforme und triquetrum
Weichteile	– keine Fremdkörper – keine Verkalkungen – keine Kalkauflagerungen an der Volarseite (z. B. Tendinitis des Flexor carpi ulnaris oder Periarthritis calcarea)

Wichtige Daten

Auf der Aufnahme des Os pisiforme erkennbar sind:
Os pisiforme (p)
Os lunatum (l)
Os navikulare (n)
Os hamatum (h)
Os multangulum majus (m)

Finger in 2 Ebenen

Anatomisch normale Form der Phalangen und im Rahmen der Varianz auch des Endgliedes bei achsengerechter Stellung. Mineralgehalt und Knochenstruktur sind regelrecht. Glatte und scharfe Kontur der Kortikalis ohne pathologische Konturunterbrechung. Normale Breite der Kompakta. Der Nagelkranz ist intakt. Die Gelenkflächen sind anatomisch normal geformt, glatt begrenzt und kongruent. Der Gelenkspalt ist allseits normal weit. Kein Hinweis auf intra- oder periartikuläre Verkalkungen. Der Weichteilmantel stellt sich unauffällig dar.

Beurteilung

Regelrechte Darstellung des Fingers.

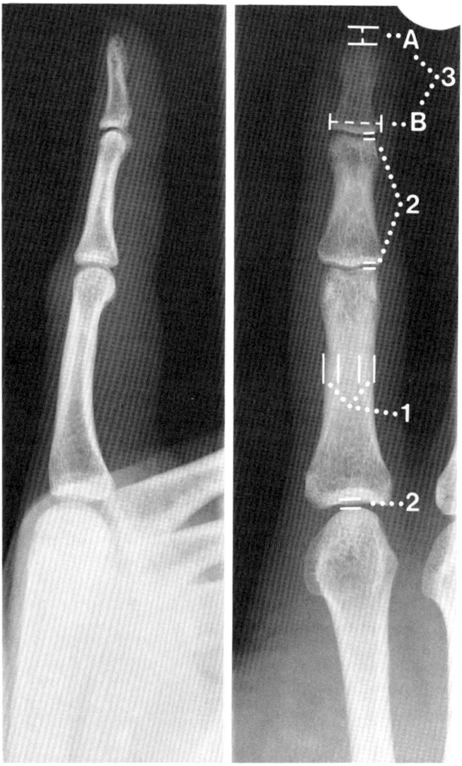

Checkliste

Form	– Form – Größe – Anzahl der Glieder (Metakarpale, Grund-, Mittel-, Endphalanx)
Stellung	– gerade Achse (keine Seitabweichung)
Struktur	– Mineralgehalt – Anordnung der Spongiosabälkchen – scharfe Abgrenzbarkeit der Spongiosabälkchenstruktur – keine umschriebenen Aufhellungen oder Verdichtungen – harmonische Weite der Markräume – Epiphysenfugen (offen – geschlossen)
Kontur	– Kortikalis glatt und scharf – Kompakta und Kortikalis normal breit (s. u.) – keine Konturunterbrechung oder Stufe – keine Periostabhebung bzw. periostale Appositionen – keine Sklerose – keine Dissektionen der Kompakta
Gelenk	– Form der Gelenkflächen (kongruent) – Kontur (glatt, scharf) – keine Erosionen, Zysten – keine Randausziehungen – Gelenkspaltweite (s. u.) – keine intra- oder periartikulären Verkalkungen – keine isolierten Knochenfragmente – akzessorische Knochen an typischer Stelle
Weichteile	– intakt – normal breit (s. u.) – keine Fremdkörper – keine Verkalkungen (Gefäßband, Sehnenansatz)

Wichtige Daten

1. *kombinierte Kompaktadicke* (Grundglied 2. Finger) = 4–5 mm
2. *Gelenkspaltweite* = 1–2 mm
3. *Yune-Weichteilindex:* Kuppe (A)/Nagelkranzbreite (B) = (mindestens) 25%

Untere Extremitäten

Ganzbeinaufnahme im Stand

Anatomisch regelrechte Form und Stellung des Beines, wobei insbesondere die anatomische und mechanische Achse normal sind. Ordnungsgemäße Artikulation im Bereich des Hüft-, Knie- und oberen Sprunggelenkes. Die langen Röhrenknochen sind normal geformt, Mineralgehalt und Knochenstruktur sind regelrecht. Glatte und scharfe Kontur der Kortikalis ohne pathologische Konturunterbrechung oder Stufenbildung. Unauffällige Darstellung des Hüftgelenkes bei guter Deckung des ordnungsgemäß gerundeten Hüftkopfes durch das Pfannendach. Das Kniegelenk zeigt Kongruenz der Gelenkflächen. Ordnungsgemäß geformtes oberes Sprunggelenk mit normaler Abbildung der Malleolengabel. Allseits regelrechte Gelenkspaltweiten. Kein Hinweis auf intra- oder periartikuläre Verkalkungen. Der Weichteilmantel stellt sich unauffällig dar.

Beurteilung

Normalbefund der dargestellten unteren Extremität bei regelrechter Stellung.

(Abbildung s. S. 110)

Checkliste

Stellung	– Hüftkopf – Femur – Kniegelenk – OSG: mechanische, anatomische Achse (s. u.)
lange Röhrenknochen	– Form (normale Proportionen von Femur, Tibia, Fibula: kein Achsknick) – Struktur (Mineralgehalt, Spongiosabälkchen) – Kontur (Kortikalis glatt, keine Konturunterbrechung, Stufe) – Kompakta normal breit – Epiphysenfugen (offen – geschlossen)
Hüfte	– Pfannendach (Deckung) – Hüftkopf (Rundung) – Form (Gelenkkongruenz) – Gelenkspaltweite
Knie	– Form (Kongruenz der Gelenkflächen) – Struktur – Kontur (Kortikalis intakt, glatt, keine Randausziehungen, Sklerose) – Gelenkspaltweite (Symmetrie) – Patella (Stellung, evtl. Form)
OSG	– Form (Ausbildung der Malleolengabel, Kongruenz der Gelenkflächen) – Kontur (Kortikalis glatt, intakt, keine größeren Randausziehungen, Sklerose) – Gelenkspaltweite
Weichteile	– intakt – keine Schwellung – keine Fremdkörper – keine Verkalkungen (intra-, periartikulär, Gefäßband, Sehnenansatz)

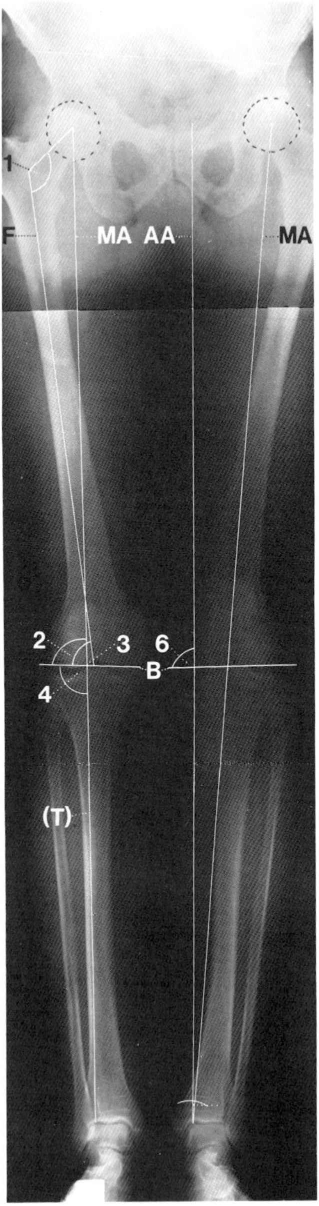
1
F
MA
AA
MA
2
3
6
B
4
(T)

Wichtige Daten

1. *CCD-Winkel:* 125°–128°
   Mechanische Achse (MA): Mitte Hüftkopf – Mitte OSG
   MA verläuft durch die Mitte des Kniegelenkes = normal (bei Achsabweichung muß der Winkel MA/zur Linie „Hüftkopfmitte – Kniegelenksmitte“ bestimmt werden)
2. mechanische Achse (MA)/Kniebasislinie (B) = ca. 87°
3. Femurschaftachse (F)/Kniebasislinie (B) = ca. 81°
4. Kniebasislinie (B)/Tibiaschaftachse (T) = ca. 93° (Tibiaschaftachse [T]= Mitte Knie – Mitte OSG)
5. mechanische Achse (MA)/anatomische Achse (AA) = 5°–7°
6. anatomische Achse (AA)/Kniebasislinie (B) = 90°

Hüfte in 2 Ebenen

Anatomisch normale Form des Hüftgelenkes mit regelrechter Stellung des Hüftkopfes in der Pfanne. Der CCD-Winkel ist im Normbereich. Mineralgehalt und Knochenstrukturen sind regelrecht. Die kortikalen Randkonturen sind normal breit, scharf und glatt abgrenzbar ohne pathologische Konturunterbrechungen. Normal konfigurierte, glatte Gelenkflächen mit allseits normal weitem Gelenkspalt. Die artikulierenden Flächen sind kongruent bei guter Deckung des Hüftkopfes durch die Pfanne. Unauffällige Weichteildarstellung.

Beurteilung

Regelrechte Darstellung des Hüftgelenkes.

Checkliste

Form	– Pfannendach – Hüftkopfrundung regelrecht – Tuberculum minor und major angelegt
Stellung	– Zentrierung des Hüftkopfes – normaler CCD-Winkel (s. u.)

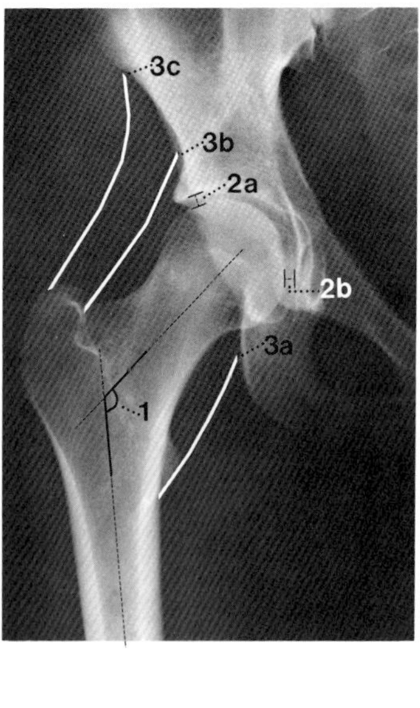

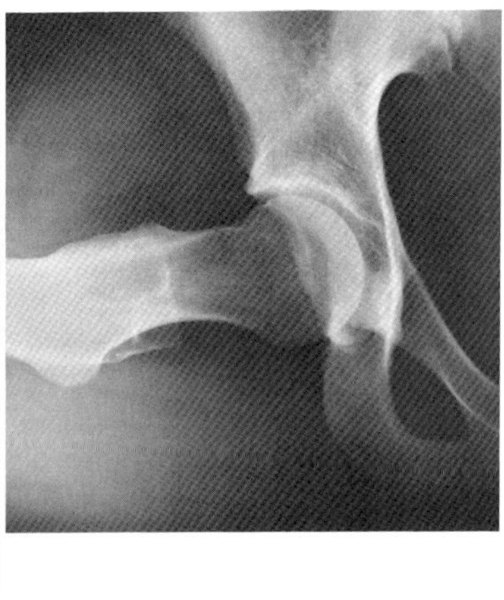

Struktur	– Mineralgehalt – Anordnung der Spongiosabälkchen – scharfe Abgrenzbarkeit der Spongiosabälkchenstruktur – keine umschriebenen Aufhellungen oder Verdichtungen – Traglinien in anatomischem Verlauf von Kopf zu Schaft – normale Weite der Markräume – Epiphysenfugen (offen – geschlossen)
Kontur	– Kortikalis glatt und scharf, normal breit – keine Konturunterbrechung oder Stufe – keine Periostabhebungen bzw. periostalen Anlagerungen
Gelenk	– Gelenkform – glatte Fovea – Deckung des Hüftkopfes – Gelenkflächen (glatt, scharf, kongruent) – keine Sklerosierung, subkortikale Aufhellungen oder subchondrale Verdichtungen – Gelenkspaltweite (s. u.) – keine Randwulstbildungen (Fovea, Hüftkopf, Pfannendach) – keine intra- oder periartikulären Verkalkungen
Weichteile	– intakt – keine Schwellung – keine Fremdkörper – Fettkörper nicht abgehoben (v. a. gelenknah, s. u.) – keine Verkalkungen (Gefäßband, Sehnenansatz)

Wichtige Daten

1. *CCD-Winkel*:
   120°–130°
2. *Gelenkspaltweite*
   a) nach kranial: 3–4 mm, b) nach medial: 4–5 mm
3. *Fettstreifen:*
   a) medial vom M. iliopsoas
   b) medial vom M. gluteus minimus
   c) zwischen den Mm. glutei (inkonstant)

Konturaufnahmen des Femurkopfes

Anatomisch normale Form der Vorder- und Hinterfläche des Hüftkopfes. Die kortikalen Randkonturen des Femurkopfes sind normal breit und glatt und scharf abgrenzbar. Keine pathologischen Konturunterbrechungen. Kein Nachweis pathologischer Aufhellungen oder Verdichtungen. Keine Randwulstbildungen. Der Gelenkspalt ist normal weit. Die Gelenkflächen sind kongruent bei guter Deckung des Hüftkopfes. Die Gelenkpfanne ist glatt konturiert. Die dargestellten Anteile des Femurs, des Sitz- und Schambeines und der Beckenschaufel sind unauffällig. Regelrechte Abbildung der Weichteile.

Beurteilung

Unauffälliger Befund des Hüftgelenkes, insbesondere keine pathologischen Veränderungen im Bereich der Vorder- und Rückfläche des Hüftkopfes.

Aufn. n. Schneider I

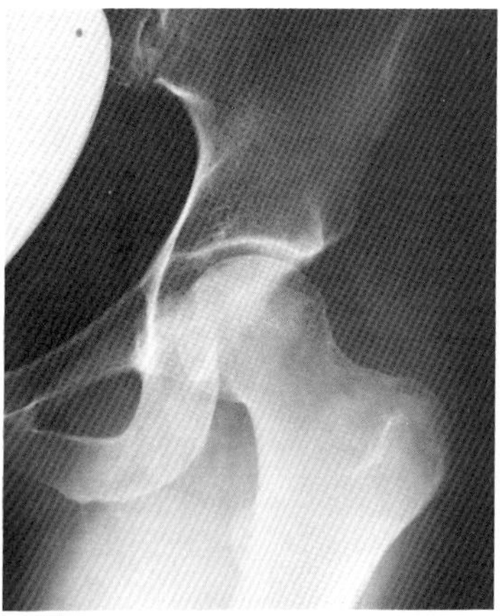

Aufn. n. Schneider II

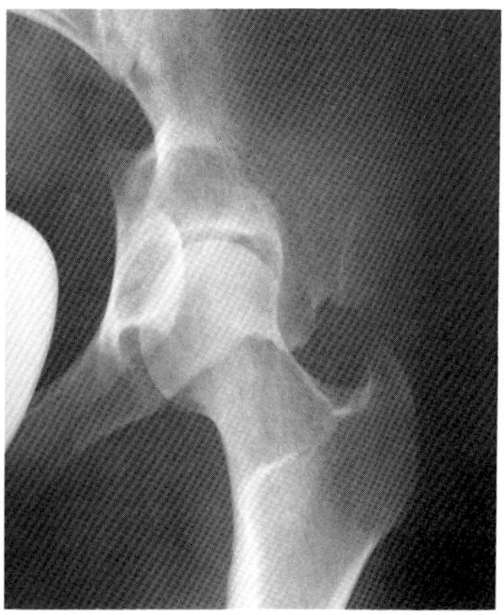

Checkliste

Hüftkopf	– Vorder- (Schneider I) und Hinterfläche (Schneider II) des Hüftkopfes sind freiprojiziert beurteilbar – Form: rund (Schneider I), oval (Schneider II) – Kontur: glatt und scharf, Kortikalis normal breit – keine Konturunterbrechung oder Stufe – keine Impression – glatte Fovearandkonturen – keine Randwulstbildungen – keine pathologisch vermehrte Sklerosierung – keine umschriebenen (subkortikalen) Aufhellungen oder (subchondralen) Verdichtungen – normale Knochenstruktur
Hüftgelenk	– Kongruenz der Gelenkflächen – Deckung des Hüftkopfes – Kontur der Pfanne (glatt, scharf begrenzt) – keine vermehrten Sklerosierungen oder Aufhellungen – keine Randwulstbildungen (Fovea, Hüftkopf, Pfannendach) – keine intra- oder periartikulären Verkalkungen
Femur	– Schenkelhals: – – glatte Konturen, keine Konturunterbrechung – – Traglinien regelrecht angeordnet – – Struktur (Mineralgehalt, Spongiosabälkchen) – – keine pathologischen Aufhellungen oder Verdichtungen – Trochanter major (vor allem Schneider II): – – Form – – Kontur (keine Konturunterbrechung) – – Struktur (Mineralgehalt, Spongiosabälkchen) – – Sehnenansatzverkalkungen
übriges Skelett	– Sitzbein (vor allem Schneider II) – Schambein (soweit abgebildet) – Teile der Beckenschaufel (soweit abgebildet) – Form – Struktur (Mineralgehalt, Spongiosabälkchen) – Kontur (keine Konturunterbrechung, Stufe)
Weichteile	– intakt – keine Schwellung – keine Fremdkörper – Fettkörper nicht abgehoben (v. a. gelenknah, s. u.) – keine Verkalkungen (Gefäßband, Sehnenansatz)

Oberschenkel in 2 Ebenen

Anatomisch normale Form und Stellung der abgebildeten Skelettabschnitte, Mineralgehalt und Knochenstruktur sind regelrecht. Glatte und scharfe Kontur der Kortikalis ohne pathologische Konturunterbrechung. Die Gelenkflächen sind anatomisch normal geformt, glatt begrenzt und kongruent. Der Gelenkspalt ist allseits normal weit. Kein Hinweis auf intra- oder periartikuläre Verkalkungen. Der Weichteilmantel stellt sich unauffällig dar.

Beurteilung

Regelrechte Darstellung des Oberschenkels.

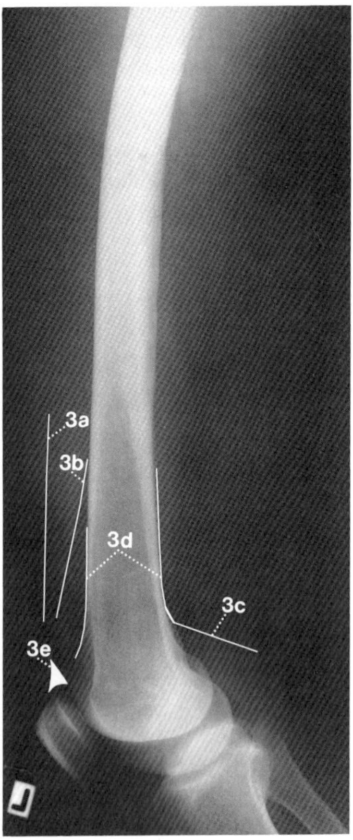

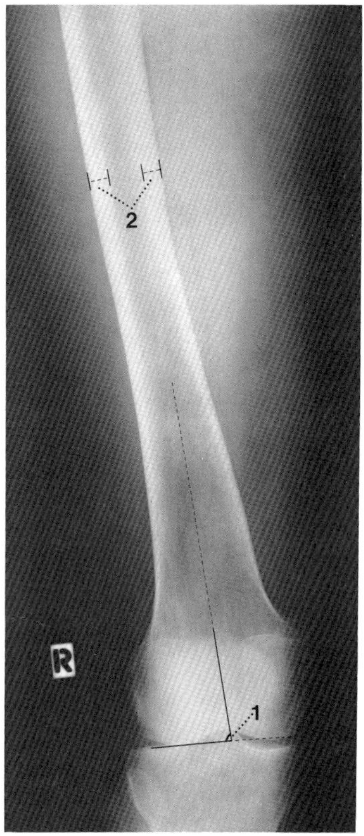

Checkliste

Form	– langer Röhrenknochen
Stellung	– normaler Femur-Kniegelenks-Winkel (s. u.)
Struktur	– Mineralgehalt – reguläre Anordnung der Spongiosabälkchen – scharfe Abgrenzbarkeit der Spongiosabälkchenstruktur – keine umschriebenen Aufhellungen oder Verdichtungen – normale Weite der Markräume – Epiphysenfugen (offen – geschlossen)
Kontur	– Kortikalis glatt und scharf – normale Breite von Kompakta und Kortikalis (s. u.) – keine Konturunterbrechung, keine Stufe – keine Periostabhebung bzw. periostale Appositionen (v. a. Condylus medialis)
Gelenk	– Form der Gelenkflächen (kongruent) – Kontur (glatt, scharf) – Gelenkspalt (s. u.) – keine intra- oder periartikulären Verkalkungen – keine isolierten Knochenfragmente
Weichteile	– intakt, keine Schwellung – Fettkörper nicht abgehoben (v. a. gelenknah, s. u.) – keine Verkalkungen (Gefäßband, Sehnenansatz) – keine Fremdkörper

Wichtige Daten

1. *Femur-Kniegelenks-Winkel* = 81° (75°–85°)
2. *kombinierte Kompaktadicke* = ca. 20 mm
3. *Fettkörper*:
   Muskelfettlagen:
   a) M. rectus femoris
   b) M. vastus intermedius
   c) Rand des M. gastrocnemius
   Femurmetaphysenfettpolster:
   d) vorderes und hinteres (normalerweise anliegend)
   e) suprapatellares Fettpolster

Kniegelenk in 2 Ebenen

Normale Form und Stellung des abgebildeten Kniegelenkes. Mineralgehalt und Knochenstruktur sind unauffällig. Die gelenkbildenden Flächen sind kongruent sowie glatt und scharf begrenzt. Der Abstand der gelenkbildenden Flächen zueinander ist regelrecht. Glatte und scharfe Kortikalisbegrenzung von Femur und Tibia. Die Patella ist normal geformt und artikuliert ordnungsgemäß. Sie weist glatt begrenzte Gelenkflächen auf. Keine intra- bzw. periartikulären Verkalkungen oder Fremdkörper. Unauffällige Weichteile.

Beurteilung

Normale Darstellung des Kniegelenkes.

Checkliste

Form	– Femurkondylen – Tibiamassiv
Stellung	– Winkel (s. u.) – Zentrierung der Tibia
Struktur	– Mineralgehalt – Anordnung der Spongiosabälkchen – scharf abgrenzbare Spongiosabälkchenstruktur

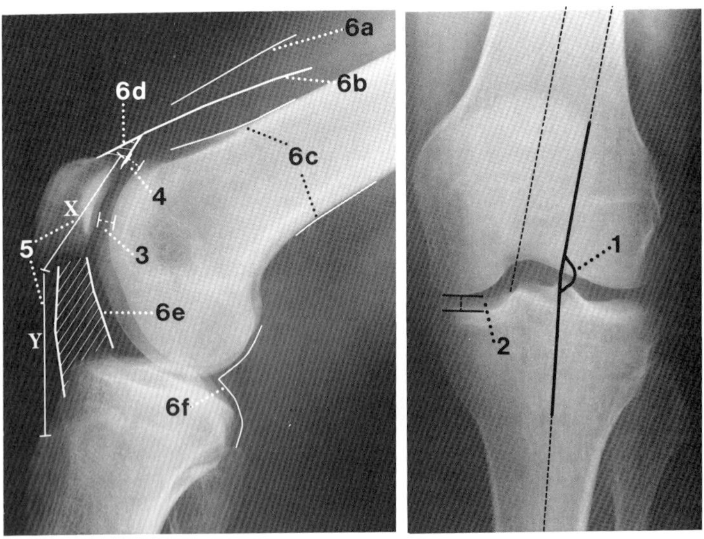

	– keine umschriebenen Aufhellungen oder Verdichtungen (v. a. Epicondylus medialis)
Gelenk	– Form (Kongruenz) – Kontur: Kortikalis glatt, scharf, normal breit – keine Konturunterbrechung, Stufe oder Impression – keine Sklerose, keine Randausziehungen – 2 Interkondylenhöcker (keine Ausziehung, Kontur intakt) – Gelenkspaltweite (s. u.)
Femur, Tibia (Kontur)	– Kortikalis glatt und scharf – Kompakta normal breit – keine Konturunterbrechung, keine Stufe (Einkerbung des lateralen Kondylus im Seitbild normal = Unterscheidungshilfe zum medialen Kondylus) – keine knöchernen Appositionen (v. a. Epicondylus medialis) – Tuberositas tibiae liegt der Tibia an (scharf berandet, nicht fragmentiert) – Epiphysenfugen (offen – geschlossen)
Patella	– Form, keine Dysplasie (s. u.) – Artikulation, Gelenkflächen (glatt, scharf) – keine Sklerosierung oder Randausziehung – Gelenkspaltweite (s. u.) – keine Fremdkörper
Weichteile	– keine Schwellung, keine Fremdkörper – Fettkörper nicht abgehoben (v. a. gelenknah s. u.) – keine Verkalkungen (Gefäßband, Sehnenansatz)

Wichtige Daten

1. *Axialer Kniegelenkswinkel:* 173°
2. *Kniegelenkspaltbreite:* 3–5 mm
3. *Gelenkspalt* Patella-Femurcondylus: kleiner 5 mm
4. Basis der Bursa suprapatellaris: kleiner 5 mm
5. *Patelladysplasie:* Y/X = 0,8–1,2
6. *Fettkörper:*
   Muskelfettlagen
   a) M. rectus femoris
   b) M. vastus intermedius
   c) Femurmetaphysenfettpolster (vorderes und hinteres: normalerweise anliegend)
   d) suprapatellares Fettpolster
   e) infrapatellares Fettpolster
   f) dorsale Fettlage

Tunnelaufnahme des Kniegelenkes

Anatomisch normale Form und Stellung des abgebildeten Kniegelenkes. Die gelenkbildenden Flächen sind kongruent und glatt und scharf begrenzt. Keine Konturunterbrechung. Regelrechte Darstellung der Interkondylenhöcker und der Fossa intercondylaria. Normal weiter Gelenkspalt ohne Nachweis freier Gelenkkörper oder intraartikulärer Verkalkungen. Unauffällige Darstellung von Femur, Tibia und Fibula. Regelrechte Weichteile.

Beurteilung

Normale Darstellung des Kniegelenkspaltes und der Kreuzbandregion.

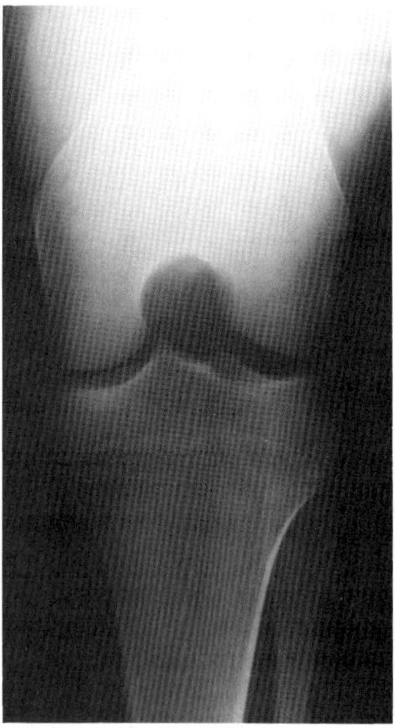

Checkliste

Form	– Femurkondylen – Fossa intercondylaria – Tibiamassiv – Interkondylenhöcker
Stellung	– Artikulation – Kongruenz der Gelenkflächen
Gelenk Kontur	– Kortikalis (glatt, scharf) – normale Breite – keine Konturunterbrechung, Stufe, Impression – keine Einsenkung (z. B. Mausbett, v. a. medialer Kondylus) – Randausziehungen (z. B. Arthrose, Rauber-Konsole) – keine subchondralen Entkalkungen oder Sklerosierungen – Interkondylenhöcker (keine Ausziehung, Kontur intakt) – Fossa intercondylaria (glatte Kontur, keine Randwulstbildung, Verkalkung)
Spalt	– Breite (allseits gleich) – keine freien Gelenkkörper – intra- oder periartikuläre Verkalkungen (Meniskus, Kreuzbänder)
Übriges Skelett Struktur	– Mineralgehalt – Spongiosabälkchenstruktur (Aufhellungen, Verdichtungen)
Kontur	– Kortikalis (glatt, intakt, nicht vermehrt sklerosiert) – Kompakta normal breit – keine knöchernen Appositionen (z. B. Stieda-Schatten) – Epiphysenfugen (offen – geschlossen)
Weichteile	– intakt – keine Schwellung – keine Fremdkörper – Fettkörper nicht abgehoben (v. a. gelenknah) – keine Verkalkungen (Gefäßband, Sehnenansatz)

Patella 30°, 60° und 90°

Anatomisch normale Form von Patella und Femurkondylen bei regelrechter Stellung der Patella. Knochenstruktur und Mineralgehalt sind regelrecht. Glatte und scharf berandete, normal breite Kortikalis ohne pathologische Konturunterbrechung. Glatte und scharfe Abgrenzbarkeit der Patellarückfläche und der femoralen Gelenkfläche bei normal weitem Gelenkspalt. Keine intra- oder periartikulären Verkalkungen. Unauffälliger Weichteilmantel.

Beurteilung

Unauffällige Darstellung der Patella und des Femoropatellargelenkes.

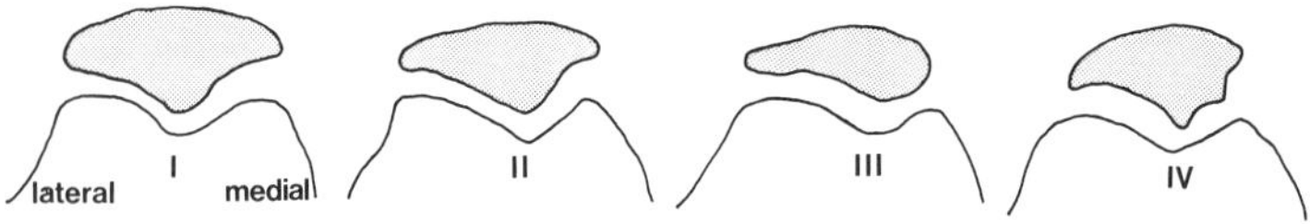

Einteilung der Patellaformen nach Wiberg (re. Knie)

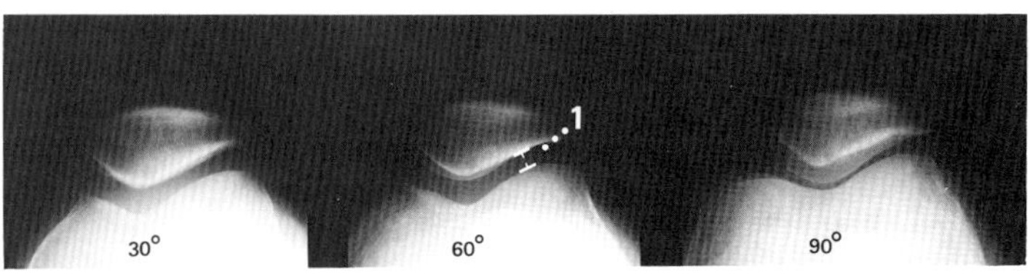

Checkliste

Form	– Wiberg I–IV – Femurkondylen (lateraler Kondylus meist größer)
Stellung	– Artikulation der Patella in der Gleitbahn
Struktur	– Mineralgehalt – reguläre Anordnung der Spongiosabälkchen – scharfe Abgrenzbarkeit der Spongiosabälkchenstruktur – keine umschriebenen Aufhellungen oder Verdichtungen (v. a. mediale Patellarückfläche und Femurkondylus)
Kontur	– Kortikalis glatt und scharf (auf allen Aufnahmen!) – keine Konturunterbrechung oder Stufe – keine Sklerosierung – keine Randwulstbildungen – keine knöchernen Appositionen (Sehnenverlauf)
Gelenk	– Form der Gelenkflächen (Kongruenz) – Patella und Femur: glatt, scharf – auf allen Aufnahmen! – Gelenkspaltweite (s. u.) – keine intra- oder periartikulären Verkalkungen
Femur	– Kondylen (Form, Struktur, Kontur)
Weichteile	– intakte Deckung – keine Schwellung – keine Fremdkörper – keine Verkalkungen (Gefäßband, Sehnenansatz)

Wichtige Daten

1. *Gelenkspalt* Patella-Femurkondylus: kleiner 5 mm

Unterschenkel in 2 Ebenen

Anatomisch normale Form und Stellung der dargestellten Skelettabschnitte bei ordnungsgemäßer Konfiguration der Malleolengabel. Mineralgehalt und Knochenstruktur sind regelrecht. Glatte und scharfe Kontur der Kortikalis ohne pathologische Konturunterbrechung. Die Kompakta ist normal breit. Die Gelenkflächen sind anatomisch normal geformt und glatt begrenzt. Der Gelenkspalt ist allseits normal weit. Kein Hinweis auf intra- oder periartikuläre Verkalkungen. Der Weichteilmantel stellt sich unauffällig dar.

Beurteilung

Regelrechte Darstellung des Unterschenkels.

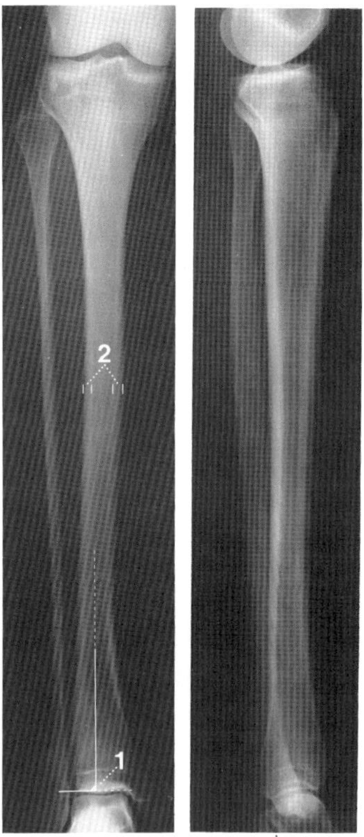

Checkliste

Form	– 2 lange Röhrenknochen – Konfiguration der Malleolengabel
Stellung	– Abstand Tibia/Fibula – Tibiaachsen–Gelenkspaltwinkel (Johnson-Winkel) (s. u.)
Struktur	– Mineralgehalt – reguläre Anordnung der Spongiosabälkchen – scharfe Abgrenzbarkeit der Spongiosabälkchenstruktur – keine umschriebenen Aufhellungen oder Verdichtungen – normale Weite der Markräume – Epiphysenfugen (offen – geschlossen)
Kontur	– Kortikalis glatt und scharf – Kompakta (und Kortikalis) normal breit (s. u.) – keine Konturunterbrechung, keine Stufe – keine Periostabhebung bzw. periostale Appositionen – keine Sklerose
Gelenk	– Form (Kongruenz) – Kontur der Gelenkflächen (glatt, scharf) – Gelenkspalt (s. u.) – akzessorische Knochen an typischer Stelle – keine isolierten Knochenfragmente – keine intra- oder periartikulären Verkalkungen
Weichteile	– intakt – keine Schwellung – Fettkörper nicht abgehoben (v. a. gelenknah) – keine Verkalkungen (Gefäßband, Sehnenansatz, Membrana interossea) – keine röntgenschattengebenden Fremdkörper

Wichtige Daten

1. *Johnson-Winkel* (Tibiaachse-Gelenkspalt) = ca. 90° (meist leichte Varusstellung)
2. *kombinierte Kompaktadicke* (Tibiamitte) = 9–14 mm

Oberes Sprunggelenk in 2 Ebenen

Anatomisch normale Form und Stellung der dargestellten Skelettabschnitte bei ordnungsgemäßer Konfiguration der Malleolengabel. Glatte und scharfe Abgrenzung der kongruenten Gelenkflächen. Normal weiter Gelenkspalt. Mineralgehalt und Knochenstruktur sind regelrecht. Die mitdargestellten Skelettabschnitte weisen eine glatte und scharfe Kortikalisbegrenzung ohne pathologische Konturunterbrechungen auf. Kein Hinweis auf intra- oder periartikuläre Verkalkungen. Unauffällige Weichteile.

Beurteilung

Regelrechte Darstellung des oberen Sprunggelenkes.

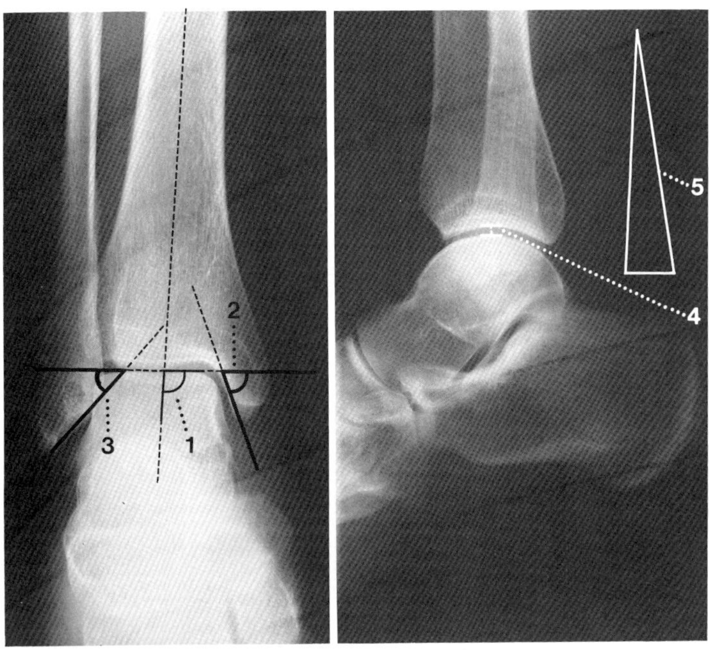

Checkliste

Form	– Konfiguration der Malleolengabel – Talusrücken (Kastenform)
Stellung	– Tibiaachsen-Gelenkspalt-Winkel (Johnson-Winkel) (s. u.) – Tibiawinkel (s. u.) – Fibularwinkel (s. u.)
Gelenk	– gelenkbildende Flächen (glatt und scharf, kongruent) – keine Konturunterbrechung oder Stufe – keine Sklerose, Aufhellung, Periostabhebung – keine Randausziehungen – Gelenkspaltbreite (s. u.) – akzessorische Knochen an typischer Stelle
Übriges Skelett: Struktur	– Mineralgehalt – Anordnung der Spongiosabälkchen – scharf abgrenzbare Spongiosabälkchenstruktur – keine umschriebene Aufhellung oder Verdichtung – normale Weite der Markräume – Epiphysenfugen (offen – geschlossen)
Kontur	– glatte und scharf abgrenzbare Kortikalis – normale Breite von Kortikalis und Kompakta – keine Konturunterbrechung, Stufe – keine Sklerose oder Kortikalisverdünnung – keine Periostabhebung oder knöcherne Apposition
Weichteile	– keine Schwellung – keine Fremdkörper (extra-, intraartikulär) – Weichteillinien nicht verlagert (v. a. gelenknah) – keine Verkalkungen (Gefäßband, Sehnenansatz, Membrana interossea) – Achillessehnenschatten normal (s. u.)

Wichtige Daten

1. *Johnson-Winkel* (Tibiaachse – Gelenkspalt) = ca. 92°
2. *Tibiawinkel* = 45°–65°
3. *Fibularwinkel* = 43°–63°
4. *Gelenkspaltweite:* Oberes Sprunggelenk = 3–4 mm
5. *Achillessehnenschatten:* ca. 10–20 cm hohes Dreieck, Basis ca. 2–4 cm breit

Vordere und hintere Gelenkkapsellinie:
ohne Volumenzunahme des Gelenkinhaltes selten identifizierbar

Fuß in 2 Ebenen

Das Fußskelett ist nach Form, Größe, Anzahl und Stellung der Phalangen, Metatarsalia und der Fußwurzelknochen normal. Das Fußgewölbe ist regulär ausgebildet bei ordnungsgemäßen Gelenkwinkeln. Mineralgehalt und Knochenstruktur sind regelrecht. Glatte und scharfe Abgrenzbarkeit der normal breiten Kortikalis ohne pathologische Konturunterbrechung. Normale Breite der Kompakta. Die gelenkbildenden Flächen sind regelrecht geformt, glatt und scharf begrenzt und stehen normal weit zueinander. Keine intra- und periartikulären Verkalkungen. Die Weichteile sind unauffällig.

Beurteilung

Regelrechte Darstellung des Fußskeletts.

(Abbildungen s. S. 130)

Checkliste

Form	– Anzahl (5strahlig, 5 Metatarsalia, 5 Grund-, Mittel-, Endphalangen, Os cuneiforme I, II, III, cuboideum, naviculare, Kalkaneus, Talus) – Größe
Stellung	– Fußgewölbe normal (s. u.) – Kalkaneus normal geformt (s. u.) – Stellung der Fußwurzelknochen zueinander – Großzehengrundphalanx (s. u.)
Struktur	– Mineralgehalt – Anordnung der Spongiosabälkchen – scharfe Abgrenzbarkeit der Spongiosabälkchenstruktur – keine umschriebenen Aufhellungen oder Verdichtungen – harmonische Weite der Markräume – Epiphysenfugen (offen – geschlossen)
Kontur	– Kortikalis glatt und scharf – Kompakta (und Kortikalis) normal breit (s. u.) – keine Konturunterbrechung oder Stufe – keine Periostabhebung bzw. periostale Appositionen – keine Sklerose
Gelenk	– Gelenkflächen und Tarsometatarsal- und Metatarsophalangealspalten: Form (Kongruenz) – Kontur (glatt und scharf) – Gelenkspalten normal weit (s. u.) – keine marginalen Randwulstbildungen – keine subchondrale Sklerosierung oder Erosionen – keine intra- oder periartikulären Verkalkungen – akzessorische Knochen an typischer Stelle
Weichteile	– intakt – normal breit – keine Fremdkörper – Fettkörper nicht abgehoben (v. a. gelenknah) – keine Verkalkungen (Gefäßband, Sehnenansatz)

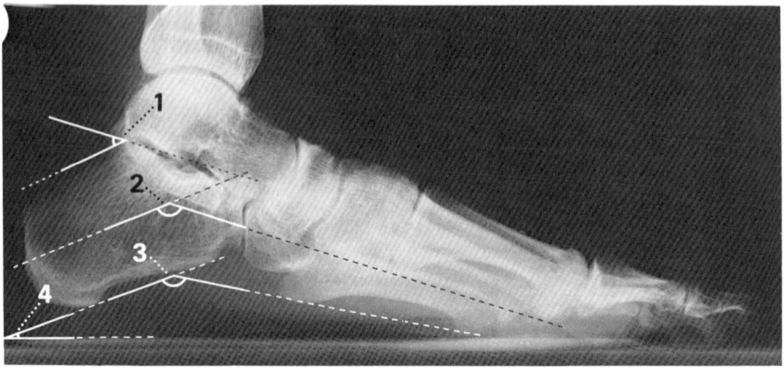
1
2
3
4

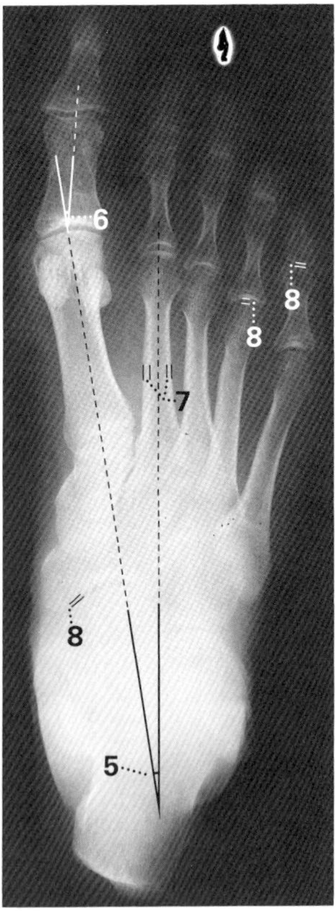
6
8
8
7
8
5

Wichtige Daten

1. *Tubergelenkwinkel* = 30°–40°
2. *Kalkaneusachse/mediale Fußlängsachse* = 144° ±5°

Fußgewölbewinkel:

3. Tangente Unterkante Kalkaneus/Tangente Unterkante Metatarsale V = 150°–170°
4. Tangente Unterkante Kalkaneus/Trittfläche = 20°–30°
5. Längsachsen Metatarsale I/II = 7,4° ±2,6° (über 9° = Verdacht auf Hallux valgus)
6. *Großzehengrundvalgität:* kleiner 20° = normal
7. *Kombinierte Kompaktadicke* = ca. 5 mm (Metatarsale II, Meßpunkt: Mitte)
8. *Gelenkspaltbreite* = 2–2,5 mm (Meta-, Tarsometatarsalgelenk)
   (Interphalangealgelenke: ca. 1–2 mm)

Kalkaneus in 2 Ebenen

Anatomisch normale Form des Kalkaneus mit regelrechten Winkelmaßen. Die Stellung zu Talus und Kuboid ist normal ohne Hinweis auf Fehlstellung. Mineralgehalt und Knochenstruktur sind regelrecht bei scharfer Abgrenzbarkeit der Spongiosabälkchen. Glatte und scharfe Begrenzung der normal breiten Kortikalis ohne pathologische Konturunterbrechung. Normale Weite der Gelenkspalten bei kongruenten Gelenkflächen. Die übrigen mitdargestellten Fußwurzelknochen sind unauffällig. Regelrechte Abbildung der Weichteile.

Beurteilung

Regelrechte Darstellung des Kalkaneus.

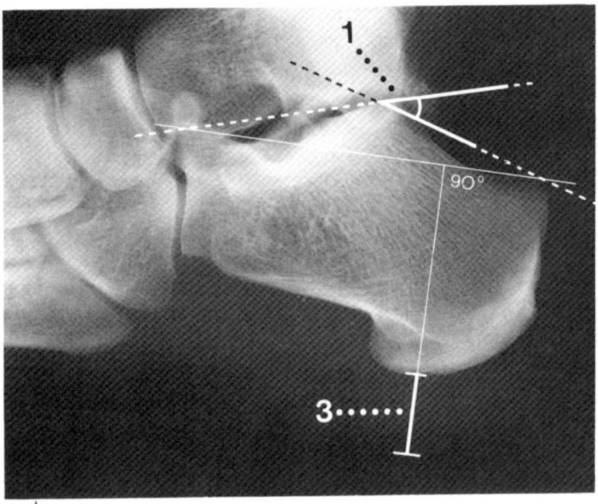

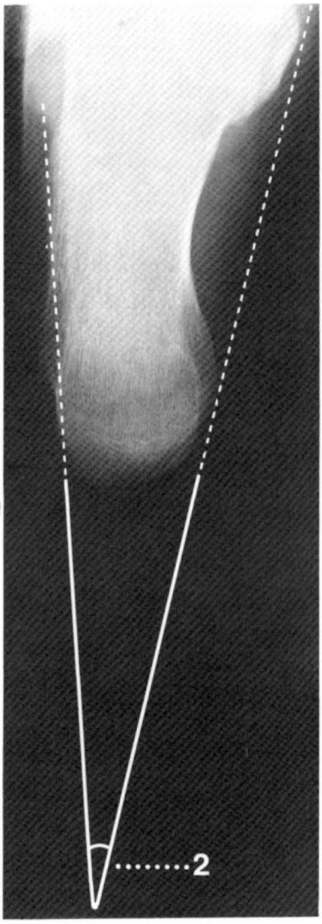

Checkliste

Form	– Form – Winkel normal (s. u.)
Stellung	– regelrechte Artikulationen – keine Valgus- oder Varusfehlstellung (Vergleich zu Talus, Kuboid)
Struktur	– Mineralgehalt – reguläre Anordnung der Spongiosabälkchen – scharfe Abgrenzbarkeit der Spongiosabälkchenstruktur – keine umschriebenen oder diffusen Verdichtungen oder Entkalkungen (z. B. bandförmig, fleckig, zystisch)
Kontur	– Kortikalis glatt, scharf, normal breit (keine umschriebene Verdickung oder Verdünnung) – keine Konturunterbrechung oder Stufe – keine knöchernen Appositionen oder Verkalkungen (v. a. Richtung Achillessehne oder Plantaraponeurose) – keine periostalen Auflagerungen
Gelenk	– Form der Gelenkflächen (kongruent) – Kontur (glatt, scharf) – Gelenkspalt (s. u.) – keine intra- oder periartikulären Verkalkungen – akzessorische Knochen an typischer Stelle
Weichteile	– intakt – normal breit (Fersenbeinweichteilschatten s. u.) – keine Fremdkörper

Wichtige Daten

1. *Tubergelenkwinkel* = 30°–40°
2. *Kalkaneusaxialwinkel* = ca. 15°
3. *Fersenbeinweichteilschatten:* bis 25 mm (Männer), bis 23 mm (Frauen)

Mittelfuß in 2 Ebenen

Form, Größe, Anzahl und Stellung der einzelnen Fußwurzelknochen und Metatarsalia sind normal. Mineralgehalt und Knochenstruktur sind ordnungsgemäß. Glatte und scharfe Abgrenzbarkeit der normal breiten Kortikalis ohne Nachweis pathologischer Konturunterbrechungen. Die gelenkbildenden Flächen sind normal geformt, glatt und scharf begrenzt und stehen normal weit zueinander. Unauffällige Weichteildarstellung.

Beurteilung

Regelrechte Darstellung des Mittelfußes.

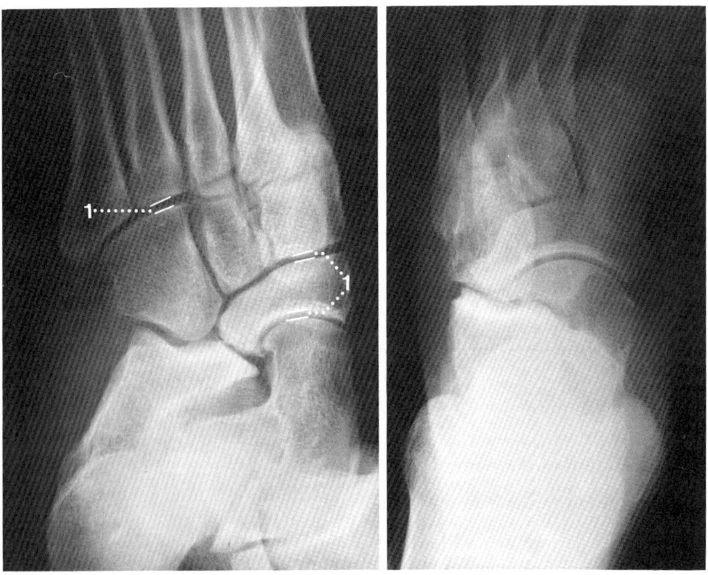

Checkliste

Form	– Anzahl: – – Os navikulare (einfach angelegt) – – Os cuboideum – – Os cuneiforme I, II, III – – Metatarsalia I–V – – distale Teile des Talus und Kalkaneus – Form – Größe
Stellung	– Fußwurzelknochen zueinander
Struktur	– Mineralgehalt – reguläre Anordnung der Spongiosabälkchen – scharf abgrenzbare Spongiosabälkchenstruktur – keine umschriebenen Aufhellungen (zystisch, bandförmig, fleckig, diffus, z. B. Navikulare bei aseptischer Nekrose oder am Cuneiforme mediale bei Osteochondronekrose) (Cave: vermehrte Strahlendurchlässigkeit der lateralen Kuboidhälfte ist normal) – keine Verdichtungen
Kontur	– Kortikalis glatt und scharf – normal breit – keine Konturunterbrechung, Stufe oder Impression – keine subchondrale Sklerose oder Erosionen – keine Randausziehungen – keine knöchernen Appositionen (z. B. Exostose am Os cuneiforme)
Gelenk	– Gelenkform – normale Gelenkspaltweite (s. u.) – akzessorische Knochen an typischer Stelle (mit normaler Knochenstruktur und intakter Kortikalis) (z. B. Os tibiale externum) – keine intra- oder periartikulären Verkalkungen
Weichteile	– keine Schwellung, keine Fremdkörper – keine Verkalkungen (Gefäßband, Sehnenansatz)

Wichtige Daten

1. *Gelenkspaltweiten* = 2–2,5 mm
   (Inter-, Meta- und Tarsometatarsalgelenke)

Vorfuß in 2 Ebenen

Das Fußskelett ist nach Form, Größe und Anzahl der Phalangen, Metatarsalia und der dargestellten Fußwurzelknochen normal. Die Stellung der Phalangen im Vergleich zu den Metatarsalia ist ordnungsgemäß. Mineralgehalt und Knochenstruktur sind regelrecht. Glatte und scharfe Abgrenzbarkeit der normal breiten Kortikalis ohne pathologische Konturunterbrechung. Normale Breite der Kompakta. Die gelenkbildenden Flächen sind normal geformt, glatt und scharf begrenzt und stehen normal weit zueinander. Keine intra- und periartikulären Verkalkungen. Die Weichteile sind unauffällig.

Beurteilung

Regelrechte Darstellung der knöchernen Anteile und Weichteile des Vorfußes.

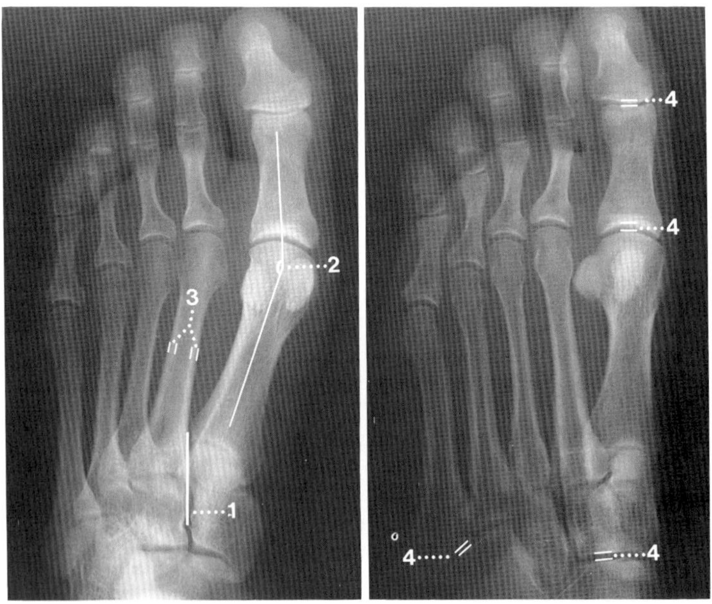

Checkliste

Form	– Anzahl (5strahlig, 5 Metatarsalia, 5 Grund-, Mittel-Endphalangen, Os cuneiforme I, II, III, Kuboid) – Größe
Stellung	– Stellung der Fußwurzelknochen zueinander – keine Distanzierung der Metatarsusköpfchen – Großzehengrundphalanx (s. u.) – keine Subluxation des Metatarsale II (s. u.)
Struktur	– Mineralgehalt – reguläre Anordnung der Spongiosabälkchen – scharf abgrenzbare Spongiosabälkchenstruktur – keine umschriebene Aufhellung oder Verdichtung (v. a. im Bereich des Metatarsale-II-Köpfchens, z. B. Morbus Köhler II = aseptische Nekrose) – harmonische Weite der Markräume – Epiphysenfugen (offen – geschlossen)
Kontur	– Kortikalis glatt und scharf – Kompakta und (Kortikalis) normal breit (s. u.) – keine Konturunterbrechung oder Stufe – keine Periostabhebung bzw. periostale Appositionen – keine Sklerose – subchondrale Grenzlamelle intakt
Gelenk	– Gelenkspalten normal weit (s. u.) – keine marginalen Randwulstbildungen – keine subchondrale Sklerosierung oder Erosionen – akzessorische Knochen an typischer Stelle – keine intra- oder periartikulären Verkalkungen
Weichteile	– normal breit – keine Fremdkörper – Fettkörper nicht abgehoben (v. a. gelenknah) – keine Verkalkungen (Gefäßband, Sehnenansatz)

Wichtige Daten

1. *Subluxationslinie* ohne Stufe (Metatarsale II)
2. *Großzehengrundvalgität:* kleiner 20° = normal
3. *kombinierte Kompaktadicke* = ca. 5 mm (Metatarsale II, Meßpunkt: Mitte)
4. *Gelenkspaltbreiten* = 2–2,5 mm (Inter-, Meta-, Tarsometatarsalgelenk)

Zehe in 2 Ebenen

Anatomisch normale Form des Zehengrund-, Mittel- und im Rahmen der Varianz auch das Endgliedes bei regelrechter Stellung. Mineralgehalt und Knochenstruktur sind regelrecht. Glatte und scharfe Kontur der Kortikalis ohne pathologische Konturunterbrechung. Normale Breite der Kompakta. Der Nagelkranz ist intakt. Die proximalen und distalen Gelenkflächen sind anatomisch normal geformt und glatt begrenzt. Der Gelenkspalt ist allseits normal weit. Kein Hinweis auf intra- oder periartikuläre Verkalkungen. Unauffällige Weichteile.

Beurteilung

Regelrechte Darstellung der Zehe.

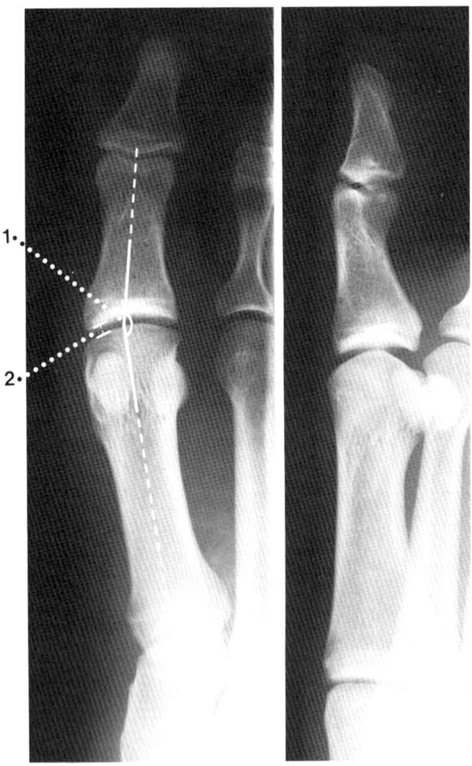

Checkliste

Form	– Anzahl (Metatarsale, Grund-, Mittel-, Endphalanx) – Form
Stellung	– gerade Achse (keine Seitenabweichung)
Struktur	– Mineralgehalt – Anordnung der Spongiosabälkchen – scharfe Abgrenzbarkeit der Spongiosabälkchenstruktur – keine umschriebenen Aufhellungen oder Verdichtungen – harmonische Weite der Markräume – Epiphysenfugen (offen – geschlossen)
Kontur	– Kortikalis glatt und scharf – Kompakta (und Kortikalis) normal breit (s. u.) – keine Konturunterbrechung oder Stufe – keine Periostabhebung bzw. periostale Appositionen – keine Sklerose – keine Dissektionen der Kompakta
Gelenk	– Form (kongruent) – Gelenkflächen (glatt, scharf) – keine Erosionen oder Zysten – keine Randausziehungen – Gelenkspaltweite (s. u.) – keine intra- oder periartikulären Verkalkungen – keine isolierten Knochenfragmente – akzessorische Knochen an typischer Stelle
Weichteile	– intakt – normal breit (s. u.) – keine Fremdkörper – keine Verkalkungen (Gefäßband, Sehnenansatz)

Wichtige Daten

1. Großzehengrundvalgität: unter 20° = normal
2. Gelenkspaltweite = 1–2 mm

Gehaltene Aufnahmen

Gehaltene Aufnahme des Knies

Nach Einspannen des Knies in Flexionsstellung in den Halteapparat wird jeweils eine Kraft von ca. 15 kp auf den entsprechenden Kniegelenkanteil bzw. die Tibia ausgeübt. Dabei zeigen die angefertigten Aufnahmen in den dargestellten Kniegelenksbereichen eine regelrechte Stellung von Femur und Tibia unter Belastung. Im Vergleich mit den Übersichtsaufnahmen entsprechende Darstellung der Gelenkflächen und des Gelenkspaltes.

Beurteilung

Regelrechter Befund des gehaltenen Kniegelenkes. Radiologisch kein Hinweis auf eine Läsion des Bandapparates.

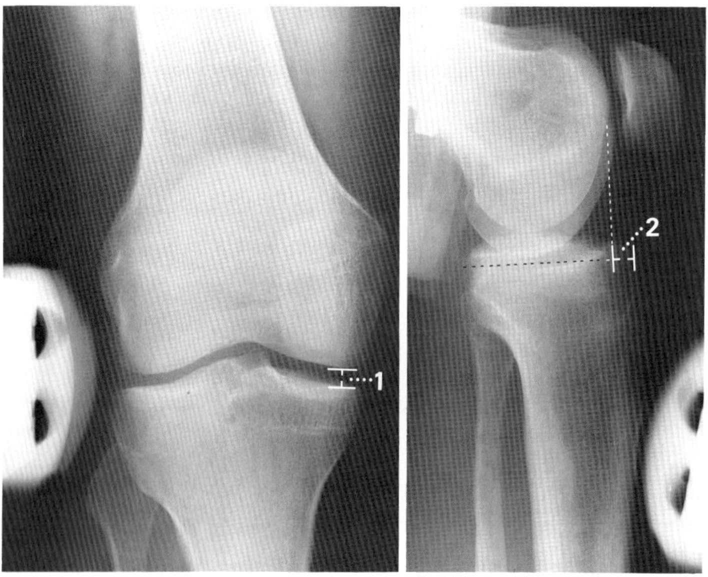

Checkliste

Methodik
- 1. Einspannen in den Halteapparat (oder manuell) bei Knieflexion von 20°
  Druck von 15 kp (25 kp) auf den medialen oder lateralen Kniegelenkanteil
  Anfertigung von a.-p.-Aufnahmen (Prüfung der Kollateralbänder)
- 2. Einspannen in den Halteapparat (oder manuell) bei Knieflexion von 90°
  Druck von 15 kp (25 kp) auf die Patella bzw. 2 cm unterhalb des Tibiakopfes (bzw. beidhändiges Ziehen der Tibia nach ventral bzw. Drücken nach dorsal). Anfertigung von seitlichen Aufnahmen gleich beider Knie (beim Ziehen Prüfung des vorderen, beim Drücken des hinteren Kreuzbandes)

Gelenk
- zu 1: Aufklappbarkeit des medialen oder dorsalen Kniegelenkspaltes normal (s. u.)
- zu 2: im Vergleich mit der Gegenseite kein vermehrtes ventrales oder dorsales Schubladenphänomen

Kontur
- keine Konturunterbrechung (Befundänderung zu Übersichtsaufnahmen?)
- keine freien Gelenkkörper

Wichtige Daten

1. *Aufklappbarkeit* des medialen oder lateralen Gelenkspaltes:
   weniger als 5 mm = normal
   zwischen 5–10 mm = fraglich (Vergleichsaufnahme mit der Gegenseite nötig: Seitendifferenz über 3 mm pathologisch)
   über 10 mm = pathologisch (Seitenvergleich trotzdem notwendig).
2. *Schubladenphänomen* (Verschiebung des Tibiakopfes nach ventral oder dorsal): über 3 mm mehr als Gegenseite = pathologisch (Seitenvergleich trotzdem notwendig).

Gehaltene Aufnahmen des oberen Sprunggelenks

Nach Einspannen des Fußes in den Halteapparat wird bei Innenrotation oberhalb des lateralen bzw. des medialen Knöchels sowie bei Knieflexion von 30° auf die ventrale distale Tibiakante jeweils eine Kraft von 15 kp ausgeübt. Es werden dabei Röntgenaufnahmen des OSG im a.-p. bzw. im lateralen Strahlengang angefertigt.
Der Öffnungswinkel zwischen Tibia und Talus liegt medial bzw. lateral im Normbereich. Der Talusvorschub ist regelrecht.
Im Vergleich mit den Übersichtsaufnahmen entsprechende Darstellung der Gelenkflächen und des Gelenkspaltes.

Beurteilung

Keine vermehrte Aufklappbarkeit des lateralen bzw. medialen Gelenkspaltes. Normaler Talusvorschub. Somit radiologisch kein Hinweis auf eine Läsion des Bandapparates des OSG.

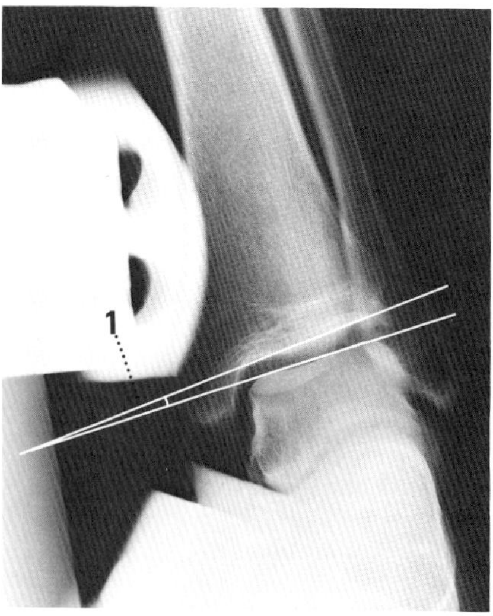

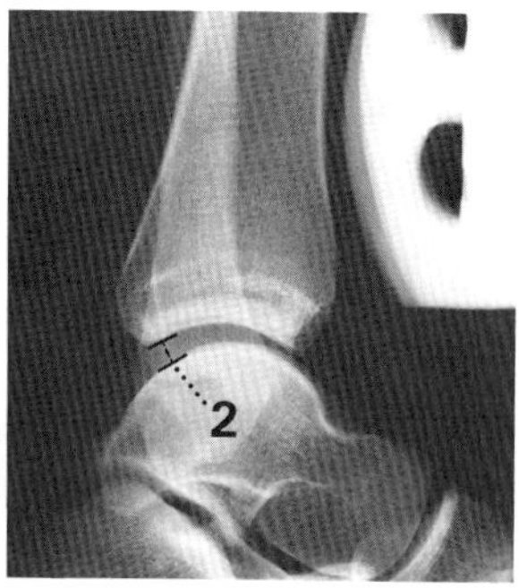

Checkliste

Methodik	– 1. Einspannen in den Halteapparat (oder manuell) bei Innenrotation des Fußes Druck von 15 kp oberhalb des medialen bzw. lateralen Knöchels Anfertigung von a.-p. Aufnahmen – 2. Einspannen in den Halteapparat (oder manuell) bei Knieflexion von 30° Druck von 15 kp auf ventrale distale Tibiakante Anfertigung von seitlichen Aufnahmen
Gelenk	– 1. Öffnungswinkel zwischen Tibia und Talus normal (s. u.) – 2. Talusvorschub normal (s. u.)
Kontur	– keine Konturunterbrechung (Befundänderung zu Übersichtsaufnahmen) – keine freien Gelenkkörper

Wichtige Daten

1. *Öffnungswinkel zw. Tibia u. Talus* (medial und lateral):
- *weniger als 5°* = normal
- *zwischen 5° u. 10°* = fraglich (Vergleichsaufnahme nötig: Seitendifferenz unter 3° ist normal, über 3° pathologisch)
- *über 10°* = pathologisch (evtl. Seitenvergleich)

2. *Talusvorschub:*
- *weniger als 5 mm* = normal
- *zwischen 5–10 mm* = fraglich (Vergleichsaufnahme nötig: Seitendifferenz unter 3 mm ist normal, über 3 mm pathologisch)
- *über 10 mm* = pathologisch (evtl. Seitenvergleich)

Übrige Nativdiagnostik, Übersichten

Thorax in 2 Ebenen

Glatt konturiertes, normal gewölbtes Zwerchfell in regelrechter Lage, Zwerchfellrippenwinkel frei. Lunge allseits der Thoraxwand anliegend. Alle Lungenabschnitte sind regulär belüftet. Lungenstruktur und -gefäßzeichnung sind unauffällig.
Das Mediastinum ist mittelständig und normal breit. Die Trachea ist nach Lage, Begrenzung und Weite regelrecht. Keine Verbreiterung der Paratracheallinien. Herz- und Gefäßschatten sind normal konfiguriert. Das Thoraxskelett ist symmetrisch geformt. Die BWS stellt sich unauffällig dar. Normale Abbildung des Thoraxweichteilmantels.

Beurteilung

Unauffälliger Lungen- und Herzbefund.

Checkliste

Zwerchfell	– Lage (ca. 10.–11. dorsale Rippe) – spitzer Zwerchfellrippenwinkel – frei einsehbar (kein Erguß, Adhäsion)
Pleuraraum	– Lunge allseits der Thoraxwand angelegt – Pleura nicht umschrieben verdickt – keine Verkalkungen
Lungen-struktur	– seitengleiche Transparenz (Skoliose, Einstellung!) – freie Belüftung (keine Infiltrate, herdverdächtige Verschattungen, Kalkstrukturen, Kerley-Linien)
Lungen-gefäße	– Kaliber (s. u.) – kein Kalibersprung zur Peripherie – Verlauf
Mediastinum	– Form, Größe, Lage (mittelständig) – reguläre Transparenzminderung (keine pathologischen Aufhellungen) – Trachea mittelständig (Lumen s. u., keine Einengung z. B. durch Struma, glatte Konturen) – pleurale Kontaktlinien nicht verlagert (Paravertebral-, Paratracheal-, vordere und hintere pleurale Kontaktlinie)

Hilus
- Form, Breite (Raumforderung?), Lage, Verkalkungen

Herz
- Größe (s. u.)
- Konfiguration (normal, aortal, mitral bei normaler Inspiration)
- Herztaille nicht verstrichen (Herzohr, Pulmonalissegment)
- *Li. Ventrikel:* Cavadreieck erhalten
- *Re. Ventrikel:* retrosternale Kontaktfläche nicht verbreitert
- *Li. Vorhof:* kein verstärkter Vorhofschatten, Karina spitzwinklig (s. u.), oberer Retrokardialraum nicht eingeengt
- *Re. Vorhof:* Herz (p.-a.) nicht nach rechts ausladend
- *Aortenbogen:* Konfiguration (keine Elongation, Verkalkung) – Lage (links deszendierend)

Knöcherner Thorax
- Symmetrie
- Rippen: Form, Stellung, Kontur (glatt, ohne Unterbrechung), Struktur
- BWS: Stellung, Form der BWS, Kontur (degenerative Veränderungen)
- Klavikula – Schultergelenkanteile

Weichteile
- Schwellung?
- Fremdkörper?
- Verkalkungen?
- Emphysem?

(Abbildungen s. S. 146)

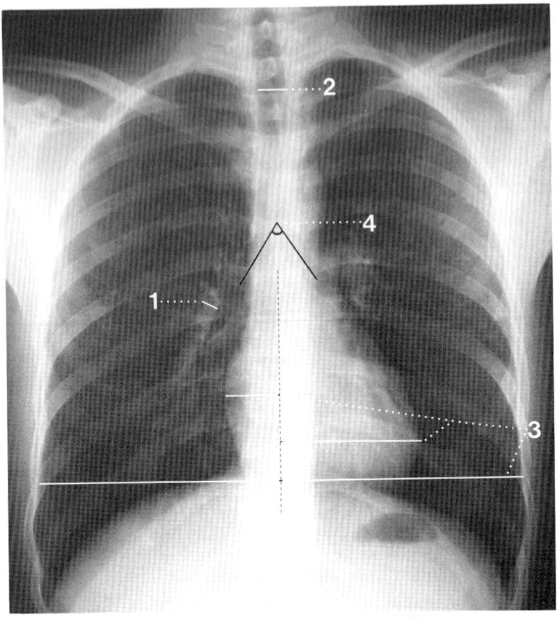
2
4
1
3

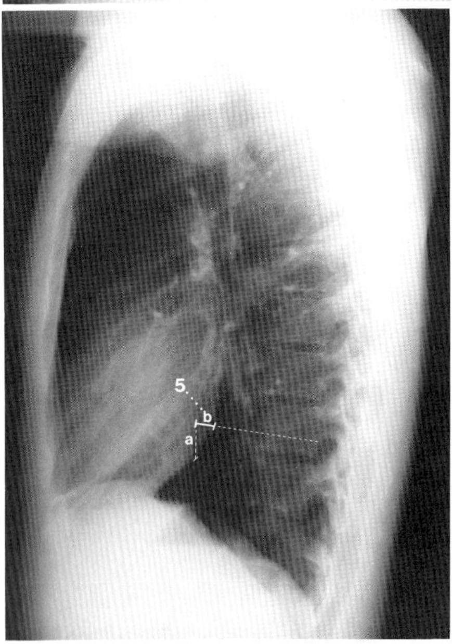
5
b
a

Wichtige Daten

1. *Kaliber der Lungengefäße:*
   Re. A. pulmonalis = Frauen bis 14 mm, Männer bis 16 mm, über 17 mm sicher pathologisch (gemessen am Intermediärbronchusabgang)
   Apikale Gefäße kleinlumiger als basale (im Stand!)
2. *Trachealumen* = ca. 1,5 cm
3. *Herzgröße:* Querdurchmesser Herz zu Lunge = 1 : 2
4. *Karinawinkel* = ca. 55°–65°
5. *Kavadreieck:* b kleiner 18 mm = normal
   (a = 2 cm [Kavaverlauf], b = parallel WK-Deckfläche)

Abdomen im Stand

Normal gewölbtes, scharf abgrenzbares und regelrecht gelegenes Zwerchfell. Kein Nachweis freier Luft unterhalb der Zwerchfellkuppen. Regelrechte Abbildung der luftgefüllten Anteile des Gastrointestinaltraktes bei normaler Darmgasverteilung. Kein Hinweis auf geblähte Darmanteile oder Spiegelbildungen. Die abgrenzbaren Weichteilschatten von Leber, Milz, Nieren und Harnblase sind unauffällig. Kein Nachweis pathologischer Verkalkungen oder röntgenschattengebender Fremdkörper in Projektion auf das Abdomen. Regelrechte Muskel- und Weichteilschatten. Unauffällige Darstellung der abgebildeten Skelettabschnitte

Beurteilung

Regelrechte Darstellung des Abdomens.

(Abbildung s. S. 150)

Checkliste

Zwerchfell	– Form (kuppenartig gewölbt) – Lage (s. u.) – Kontur (glatt, scharf) – keine freie Luft unterhalb der Zwerchfellkuppen (Magenblase!)
Darm	– normale Darmluftverteilung (Magen, Dünn- und Dickdarm) – keine geblähten Darmanteile, Spiegelbildungen, stehende Schlingen – keine Verdrängung von Darmabschnitten – reguläre Dickdarmhaustrierung – Darmwand (Dicke, Lufteinschlüsse? Kontur: thumb prints?)
Leber, Milz	– Form – Größe – Kontur des unteren Milz- und Leberrandes (glatt, scharf) – Lage (s. u.) – Struktur (homogen, keine Verkalkungen, Luft, z. B. Gallenwege)
Nieren (Harnblase)	– Form – Größe (wenn beurteilbar) – Lage (s. u.), Achse (nach kranial konvergierend) – Konkrementschatten? (auch in Projektion auf ableitende Harnwege)
Weichteile	– keine weichteildichte Raumforderung – keine Verkalkungen (z. B. Pankreas, Ovar, Uterus, Nieren, ableitende Harnwege, Harnblase, Gefäße) – keine Fremdkörper – Muskelschatten bzw. -linien (wenn abgrenzbar) – Gas in den Organen? – normale Flankenzeichnung (s. u.)
Skelett	– Form – Stellung – Struktur (Wirbelbögen erhalten, keine Aufhellungen, Verdichtungen) – Kontur (intakt, glatt, keine Randwulstbildungen)

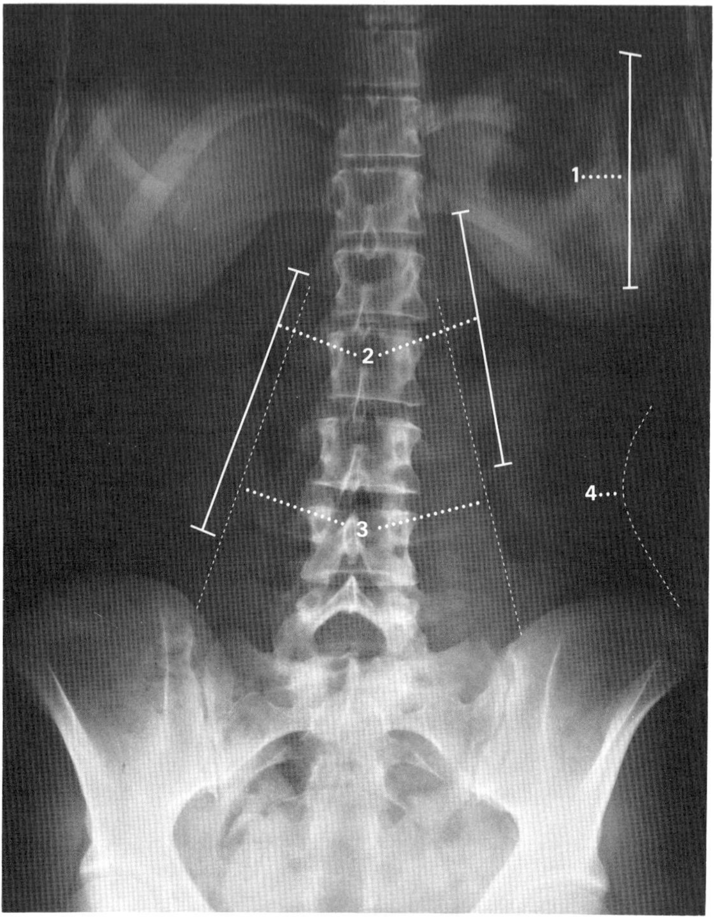
1
2
3
4

Wichtige Daten

Zwerchfellage: etwa 10.–11. Rippe dorsal

1. *Milzgröße:* Distanz zwischen li. Zwerchfellkuppe und unterem Milzpol bis zu 15 cm
2. *Nierenlage:* ca. von LWK 1 bis LWK 4 (re. 2 cm tiefer)
   Nieren etwa $1^1/_2$ WK tiefer als bei Aufnahme im Liegen
   Nierenachse nach kranial konvergierend

Muskellinien:

3. Psoas

Flankenzeichen:

4. properitoneales Fett
   Abdominalmuskulatur (wenn abgebildet)
   subkutanes Fettgewebe (wenn abgebildet)

Abdomen im Liegen

Die abgebildeten Weichteile stellen sich unauffällig dar. Kein Nachweis von Verkalkungen oder röntgenschattengebenden Fremdkörpern. Regelrechte Abbildung des luftgefüllten Gastrointestinaltraktes mit regelrechter Darmgasverteilung. Die abgrenzbaren Weichteilschatten von Leber, Milz, Nieren und Harnblase sind unauffällig bei regelrechter Organgröße und Lage. Glatte und scharfe Abgrenzbarkeit der Muskelschatten. Normale Flankenzeichnung. Unauffällige Darstellung des abgebildeten Skelettsystems.

Beurteilung

Regelrechte Darstellung des Abdomens.

(Abbildung s. S. 154)

Checkliste

Weichteile	– keine weichteildichte Raumforderung – keine Verkalkungen (z. B. Pankreas, Ovar, Uterus, Nieren, ableitende Harnwege, Harnblase, Gefäße) – keine Fremdkörper – Muskelschatten bzw. -linien (s. u., keine Auslöschung) – Gas in den Organen? – normale Flankenzeichnung (s. u.)
Darm	– normale Darmluftverteilung (Magen, Dünn- und Dickdarm) – keine geblähten Darmanteile, kein „Fußballzeichen“ – keine Verdrängung von Darmabschnitten – reguläre Dickdarmhaustrierung – Darmwand (Dicke, Lufteinschlüsse?)
Zwerchfell	– Form, Kontur (wenn mit abgebildet)
Leber, Milz	– Form – Größe – Kontur des unteren Milz- und Leberrandes (glatt, scharf) – Lage – Struktur (homogen, keine Verkalkungen, Luft, z. B. Gallenwege)
Nieren, Harnblase	– Form – Größe (s. u.) – Lage (s. u.) – Achse (nach kranial konvergierend, s. u.) – keine Konkrementschatten (auch in Projektion auf ableitende Harnwege) – suprarenales Fettdreieck (Nebennieren) nicht ausgefüllt
Skelett	– Form – Stellung – Struktur (keine Aufhellungen, Verdichtungen) – Kontur (intakt, glatt, keine Randwulstbildungen) – Wirbelbögen erhalten

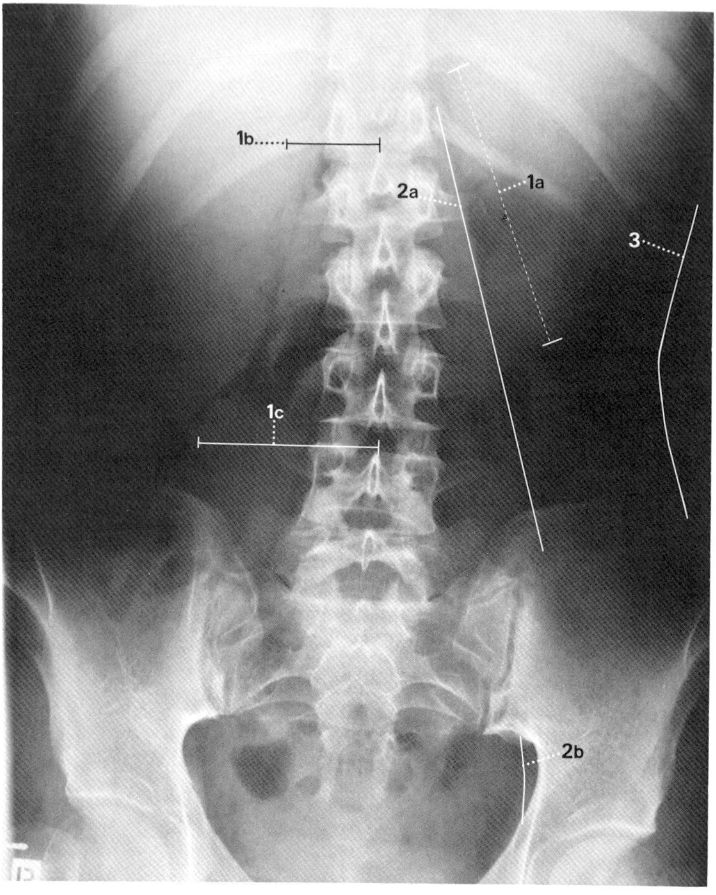
1b
1a
2a
3
1c
2b

Wichtige Daten

1. *Nieren*
   a) Größe: ca. 13 cm × 6 cm (Differenz re.: li. = maximal 2 cm)
   Lage: ca. von BWK 12 bis LWK 3 (re. 2 cm tiefer)
   Nierenachse nach kranial konvergierend:
   b) Abstand oberer Pol – Wirbelsäulenmitte: 4–5 cm
   c) Abstand unterer Pol – Wirbelsäulenmitte: 6–9 cm
2. *Muskellinien*
   a) Psoas
   b) M. obturator internus
3. *Flankenzeichen*
   properitoneales Fett, Abdominalmuskulatur, subkutanes Fettgewebe (von innen nach außen)

Zielaufnahmen

Mammographie in 2 Ebenen

Weitgehend symmetrische, normal geformte Mammae beidseits. Bei der Palpation regelrechte Verhältnisse ohne einen umschriebenen Tastbefund.
Die Mammographie zeigt einen normal ausgebildeten Drüsenkörper. Gleichmäßige Feinstruktur und reguläre Dichte des Parenchyms. Keine pathologisch verstärkte Bindegewebedurchsetzung. Umschriebene Weichteilschattenformationen oder Verkalkungen finden sich nicht. Normale Dicke von Kutis und Subkutis.

Beurteilung

Unauffällige Darstellung beider Mammae. Keine Malignitätskriterien.

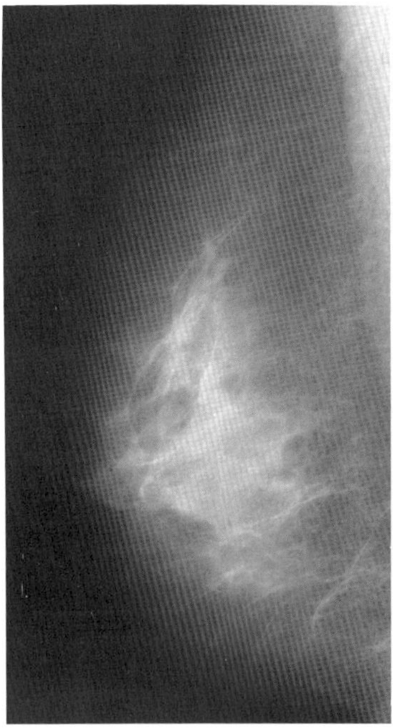
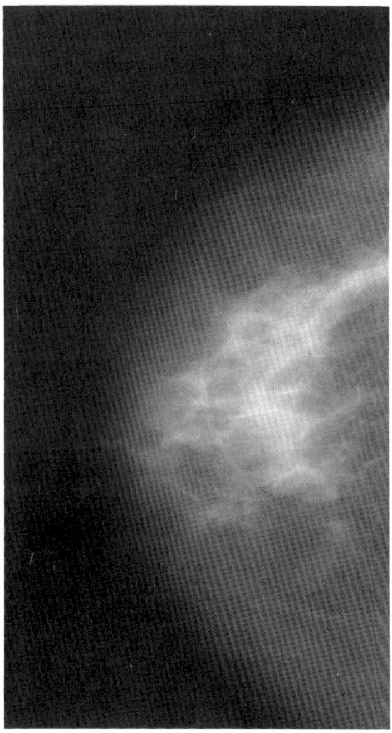

Checkliste

Tastbefund	– Größe – Form – Symmetrie – Konsistenz – keine umschriebenen Verhärtungen – keine Hauteinziehungen – Mamille nicht retrahiert – keine Fixierung am Drüsenkörper – keine Sekretion beim Ausstreichen – keine LK-Vergrößerungen
Röntgenbefund:	
Drüsenkörper und Fettkörper	– Größe (Ausdehnung des Drüsenkörpers im Vergleich zum Fettgewebe) – Masse des durch Rückbildung reduzierten Drüsenparenchyms (Form, Symmetrie, regelmäßige Separierung durch Fettgewebe) – gleichmäßige Feinstruktur – Dichte der einzelnen Parenchymareale – Ausmaß der Bindegewebedurchsetzung – keine umschriebenen Weichteilschattenformationen – keine sternförmig zusammenlaufenden Strukturen – keine Verkalkungen (gruppierte Mikroverkalkungen, intraduktale, lobuläre, ringförmige, disseminierte Verkalkungen) – Gefäße (Kalkeinlagerung?)
Axilla	– homogene Dichte – keine umschriebenen Weichteilverdichtungen im Sinne von Lymphknotenvergrößerungen
Kutis	– Kutisdicke (nur tangential getroffene Anteile, keine umschriebene Verdickung) – keine Einziehung – Subkutis ohne umschriebene Verdichtungen

Trachea-Ziel-Aufnahme

Normale Lage des Trachea-Aufhellungsbandes. Pharynx und Trachea sind regelrecht geformt und weit. Die Innenkonturen sind glatt und scharf begrenzt. Das Kehlkopfskelett und das Zungenbein sind nach Form und Lage ordnungsgemäß. Die Stimmbänder sind anatomisch normal ausgebildet und weisen ein regelrechtes Funktionsverhalten auf. Unauffällige Darstellung der abgebildeten Skelettabschnitte und der Halsweichteile bei normal breitem Retropharyngeal- und Retrotrachealraum.

Beurteilung

Regelrechte Darstellung der Trachea.

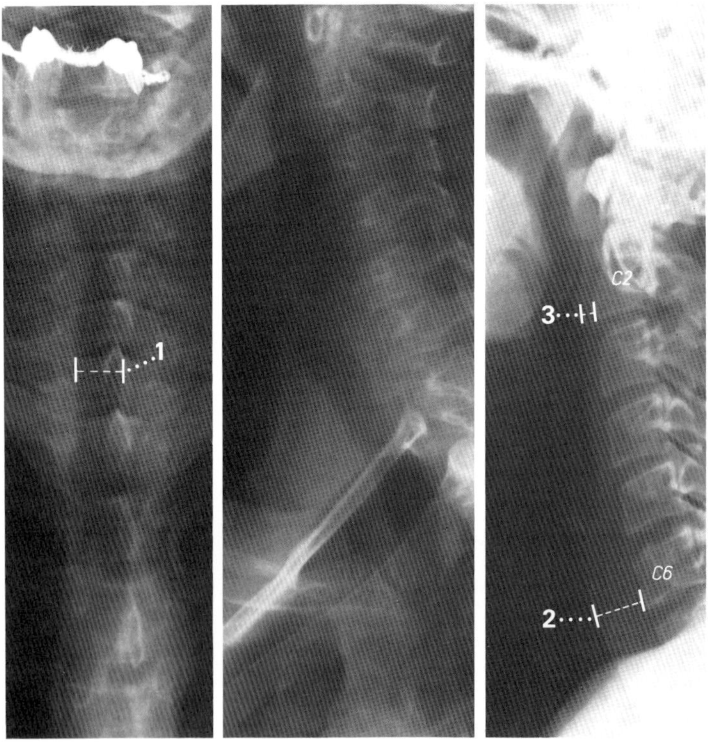

Checkliste

Lage	– mittelständig (bei normaler Stellung von HWS und BWS)
Form	– Pharynx (Naso-, Oro-, Hypopharynx) – Trachea (Weite s. u.) – keine pathologischen Impressionen (durch Aorta physiologisch) – keine Erweiterungen oder Einengungen – keine Verdichtungen oder röntgenschattengebende Fremdkörper – Bifurkationswinkel (wenn mit abgebildet, s. u.)
Kontur	– glatt, scharf, keine Stufe – normale Wanddicke – Trachealknorpel (Abgrenzung, Dichte)
Kehlkopf	– Form (Symmetrie) – Lage (s. u.) – glatte, scharfe Konturen – Stimmbänder (Form, Funktion: I-, U-Phonation, forcierte Exspiration)
Weichteile	– Weichteilmantel intakt, keine Schwellung – keine patholog. Verkalkungen oder Fremdkörper – Retrotracheal- und Retropharyngealraum normal breit (s. u.) – keine Verbreiterung des prävertebralen Weichteilschattens
Skelett	– Form – Stellung (Achse) – Struktur – Kontur

Wichtige Daten

1. *Tracheaweite* = Männer: 15–23,5 mm
   Frauen: 11,5–18 mm
2. *Weite des Retrotrachealraumes* = Erwachsene 8–22 mm (gemessen in Höhe C_6)

Bifurkationswinkel = 55°–65°
Lage des Zungenbeins = etwa Höhe $C_3–_4$
Lage des Ringknorpels = etwa Höhe $C_5–C_6$

3. *Weite des Retropharyngealraumes* = Erwachsene bis 7 mm (in Höhe C_2 [nur bei exakt seitlicher Einstellung!])

Tomographien

Tomographie des Lungenhilus

In einem Schichtabstand von 1 cm wurde in linearer Technik der Bereich der Bifurkation und der Aufteilung beider Hauptbronchien im a.-p. Strahlengang in 10 Schichten tomographiert. Die Trachea stellt sich dabei mittelständig, normal breit und glatt konturiert dar. Normaler Abgang der Hauptbronchien. Ordnungsgemäße Aufteilung in die Lappen- und Segmentbronchien. Sämtliche Anteile des dargestellten Tracheobronchialsystems zeigen ein normal weites, freies Lumen bei unauffälligen Bronchialwänden. Kein Nachweis pathologischer Verdichtungsstrukturen im Verlauf der Bronchien. Regelrechte Abbildung der Lungengefäße. Die Lungenstruktur ist in den dargestellten Anteilen regelrecht. Aorta, V. cava und das Herz weisen im erfaßten Bereich keine Pathologie auf.

Beurteilung

Regelrechter Befund im Bereich des Lungenhilus, insbesondere ohne Nachweis einer Raumforderung oder einer Einengung des Tracheobronchialsystems.

Checkliste

Technik
- Art der Verwischung (linear, kreisförmig, elliptisch, spiralförmig usw.)
- Abstand der Schichten zueinander (beim Hilus meist 1,0 cm)
- Zahl der erforderlichen Schichten
- tomographierter Bereich

Trachea
- Lage (mittelständig, nicht verlagert)
- Breite (s. u.)
- Kontur: glatt, scharf, keine Stufenbildung
- Wand: Dicke (keine umschriebene Änderung, Verkalkung)
- Trachealknorpel
- Bifurkation (Winkel s. u.)

Re. Hauptbronchus
- Abgangswinkel
- Durchmesser (s. u.)
- Aufteilung:

– – *OL-Bronchus(OL):* Segment 1 (apikal), 2 (posterior), 3 (anterior)
– – *Bronchus intermedius (Bi):* parallel dazu die A. pulmonalis rc.
– – *ML-Bronchus (ML):* Segment 4 (lateral), 5 (medial)
– – *UL-Bronchus (UL):* Segment 6 (apikal oder superior), 7 (mediobasal oder kardial), 8 (anterobasal), 9 (laterobasal), 10 (posterobasal)

Li. Hauptbronchus
– – *OL-Bronchus (OL):* Segment $^{1}/_{2}$ (apikoposterior), 3 (anterior)
– – *Lingula (Li):* 4 (superior), 5 (inferior)
– – *UL-Bronchus (UL):* Segment 6 (apikal), $^{7}/_{8}$ (anterobasal), 9 (laterobasal), 10 (posterobasal)
– – *Bronchien:*
freies Lumen, keine Stenose oder Verschluß
Kaliber (keine Erweiterung, Einengung)
keine Kaliberschwankungen
glatte Wandkonturen, keine Konturunterbrechung
normale Dicke der Wand
keine weichteildichten oder kalkdichten Raumforderungen entlang der Bronchien
Verlauf (keine Verlagerung, Spreizung oder Bündelung)
– – *Pulmonalgefäße:*
Verlauf (Arterien entlang Bronchien, Venen eher horizontal)
Gefäßkaliber (s. u.), keine plötzliche Kaliberänderung
Lungenstruktur normal
keine Verschattungen (weichteildicht, kalkdicht)
Lappengrenzen normal
– – *Aorta:*
normale Breite, keine Elongation, Verlagerung
keine Verkalkungen
– – *Herz:* Größe (soweit abgebildet), Verkalkungen

(Abbildungen s. S. 162/163)

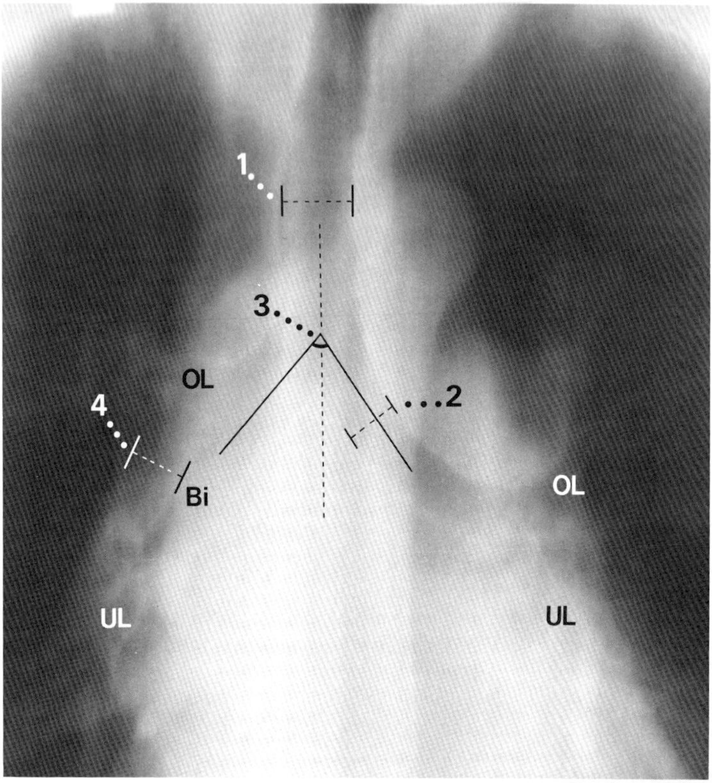
1
3
OL
4
2
Bi
OL
UL
UL

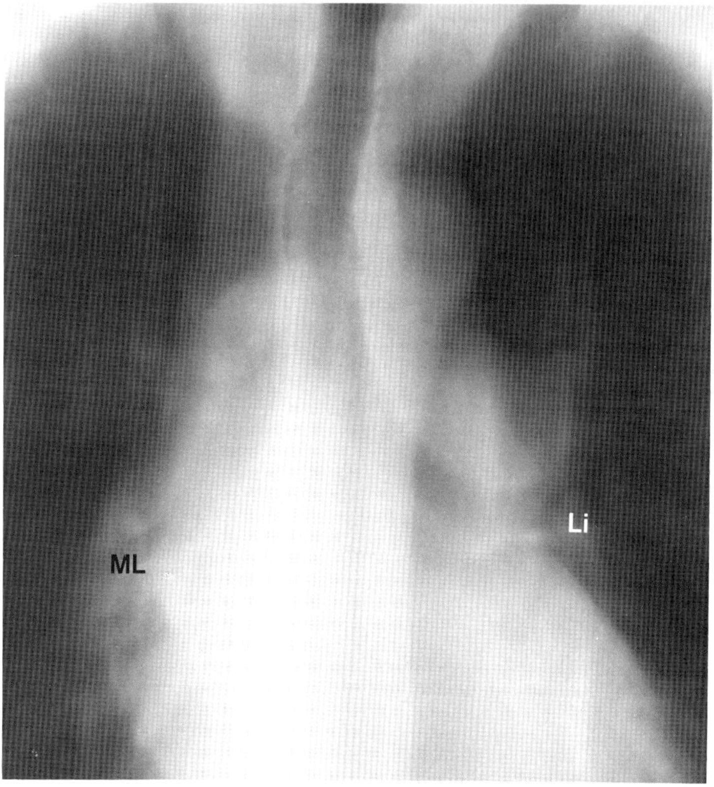

Wichtige Daten

1. *Trachealumen* = Frauen 11–18 mm, Männer 15–23 mm
2. *Hauptbronchien* = re. ca. 15 mm Durchmesser, li. ca. 13 mm Durchmesser
3. *Karinawinkel* = ca. 55°–65°
4. *Kaliber der Lungengefäße:*
   Re. A. pulmonalis = Frauen bis 14 mm, Männer bis 16 mm, über 17 mm sicher pathologisch (gemessen am Intermediärbronchusabgang)

Tomographie der Iliosakralgelenke a.-p.

In linearer Technik wurden die Iliosakralgelenke in 10 Schichtebenen bei einem Abstand von 10 mm zueinander im a.-p. Strahlengang tomographiert. Auf allen Schichten zeigen die Gelenkflächen eine normale, symmetrische Form. Die kortikalen Randkonturen sind normal breit, glatt und scharf begrenzt ohne pathologische Konturunterbrechung. Unauffällige Darstellung der subchondralen Bereiche. Der Gelenkspalt ist auf allen Schichten normal weit. Freie Gelenkkörper finden sich nicht. Die mit dargestellten Anteile des Os ilium und Os sacrum sind anatomisch normal und symmetrisch geformt. Mineralgehalt und Knochenstruktur sind regelrecht. Unauffällige Darstellung der auf den Schichtebenen miterfaßten Weichteile.

Beurteilung

Unauffälliger tomographischer Befund der Iliosakralgelenke.

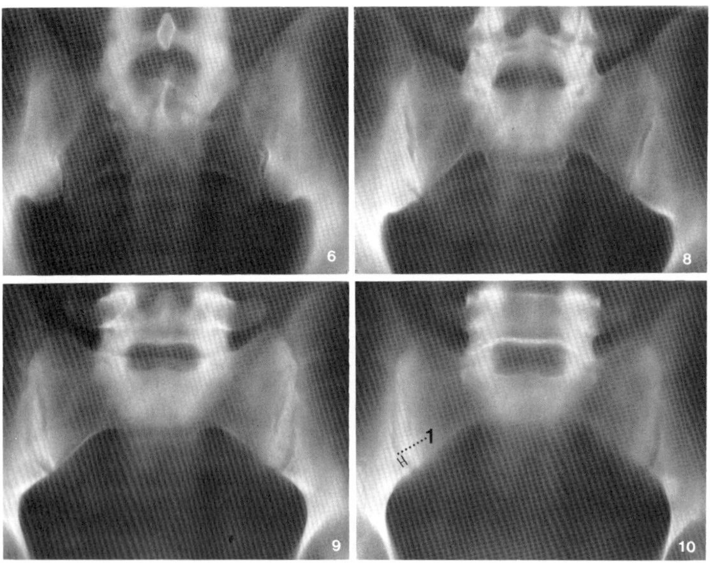

Checkliste

Technik	– Art der Verwischung (linear, kreisförmig, elliptisch, spiralförmig usw.) – Abstand der Schichten zueinander (ISG meist 1,0 cm) – Zahl der erforderlichen Schichten – tomographierter Bereich
Gelenk:	
Form	– Gelenkfläche nach kaudal konvergierend – symmetrisch (exakte Einstellung der Schichten?)
Kontur	– Kortikalis glatt und scharf, normal breit – keine Konturunterbrechung oder Stufe – keine bandförmigen, fleckigen oder umschriebenen Verdichtungen – keine Erosionen, Destruktion, Zysten – keine Sklerose – Symmetrie
Gelenk	– Gelenkspalt allseits normal weit (s. u.) – keine umschriebene Aufweitung – keine Ankylose – keine Aufhellungen (Luft) – Symmetrie
Knochen:	
Form	– Os sacrum (4 Foraminapaare, 5 Wirbel): symmetrisch
Struktur	– Mineralgehalt – scharfe Abgrenzbarkeit der Spongiosabälkchenstruktur (auch im subchondralen Gelenkbereich) – keine umschriebenen Verdichtungen oder Aufhellungen
Weichteile	– keine Bänderverkalkung (Sehnen, Faszien) – keine röntgenschattengebenden Fremdkörper oder Verkalkungen (Lymphknoten, Gefäß)

Wichtige Daten

1. Gelenkspaltweite des ISG = 3–4 mm

Kontrastmitteluntersuchungen Darmuntersuchungen

Ösophagusbreischluck

Regelrechter Schluckakt und unbehinderte Passage des Kontrastmittels durch den mittelständig gelegenen Ösophagus. Bei normaler Motilität läßt er sich in allen Abschnitten ordnungsgemäß aufweiten. Kontrastmittelaussparungen finden sich nicht. Die Wand ist glatt konturiert und zeigt ein zartes, vornehmlich longitudinal ausgerichtetes Faltenrelief. Unbehinderter ösophagogastrischer Übertritt ohne Hinweis auf Hiatushernie oder vermehrten Reflux. Regelrechte Darstellung der mitabgebildeten Hals- und Thoraxabschnitte.

Beurteilung

Regelrechter Ösophagusbreischluck.

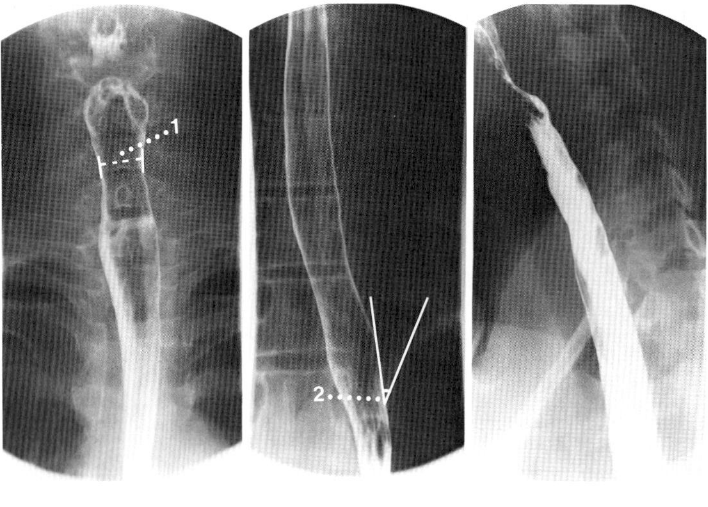

Checkliste

Orientierende DL	– keine röntgenschattengebenden Fremdkörper – keine Weichteilschwellung (z. B. Struma) – Trachealband mittelständig
Lage	– etwa mittelständig (nicht verlagert z. B. durch Struma)
Motilität, Form	– Schluckakt (Kehlkopfdeckel schließt Trachea komplett ab) – Passage zeitgerecht (s. u.) und unbehindert – Aufweitbarkeit aller Wandabschnitte gleich (bis auf physiologische Engen: Aorta, Trachea, Hiatus) – keine konstanten Einengungen oder Dilatationen des Lumens – keine Aussparungsfiguren (z. B. intraluminale Fremdkörper)
Kontur	– glatt und scharf – zartes, vornehmlich longitudinal verlaufendes Schleimhautfaltenrelief – kein Faltenabbruch, kein KM-Depot – keine Faltenkonvergenz oder Nischenbildung – keine hernienartigen Ausstülpungen – keine girlandenartigen Vorwölbungen (Varizen v. a. im distalen Ösophagus) beim Preßversuch
Ösophagogastrischer Übergang	– unbehindert, zeitgerecht – regelrechter ösophagogastrischer Winkel (s. u.) – kein vermehrter Reflux – keine Hiatushernie (axiale Gleithernie, paraösophageale Hernie) (evtl. beim Provokationstest in Kopftieflage)
Umgebende Strukturen	– Skelett (Form, Stellung, z. B. Skoliose, Randwulstbildungen) – Trachealband, Hauptbronchien (Form, Lage, Weite) – Halsweichteile – Herz (li. Vorhof, li. Ventrikel, v. a. auf Seitenaufnahme) – keine extraluminalen Fremdkörper

Wichtige Daten

Ösophaguspassage: ca. 3 s bei kleinem Bolus
1. *Ösophagusweite:* 9–13 mm (Höhe Krikoid)
2. *Ösophagogastrischer Winkel:* kleiner 85–90°

Magen-Duodenum-Darstellung

Regelrechter Schluckakt. Unauffällige Darstellung des normal weiten, glatt konturierten Ösophagus. Unbehinderter ösophagogastrischer Übertritt ohne Hinweis auf Hiatushernie oder vermehrten Reflux. Normal geformter Magen mit glatten Konturen und regelrechtem Schleimhautrelief. Alle Magenabschnitte lassen sich ordnungsgemäß entfalten. Unbehinderte Passage des Kontrastmittels. Zentrisch mündender Pylorus. Gute Aufweitbarkeit des Bulbus duodeni. Wie im Magen auch hier kein Nachweis von konstanten Breidepots oder verändertem Faltenrelief. Unauffälige Darstellung des duodenalen C ohne Hinweis auf Aufspreizung, Raumforderung oder Entzündungszeichen.

Beurteilung

Unauffälliger Befund des Magens und des Duodenums.

(Abbildungen s. S. 170/171)

Checkliste

Orientierende DL	– keine extraintestinale, intraperitoneale Luft – keine Spiegelbildung – keine röntgenschattengebenden Fremdkörper
Technik	– a) Prallfüllung – b) Doppelkontrast – c) Doppelkontrast und Hypotonie
Ösophagus	– Schluckakt (Passage unbehindert, zeitgerecht s. u.) – Lumenweite (s. u.) bzw. Aufweitbarkeit – Konturen (glatt, zartes Feinrelief) – ösophagogastrischer Übertritt (unbehindert, Winkel s. u.) – keine Hiatushernie, Reflux (Provokationstest in Kopftieflage)
Magen	– Form: – – J-Form, Angelhaken-, Kaskaden-, Stierhorn-Form, quergelagert – Kontur: – – glatte Außenkontur – – regelmäßiges, feinmaschiges (nicht vergröbertes), – – durchgängiges Falten- und Feinrelief (Doppelkontrast) – – kein konstantes KM-Depot – – keine Aussparung, Nischenbildung, Faltenkonvergenz – – keine raumfordernde Impression
Bulbus duodeni	– zentrische Mündung des Pylorus – unbehinderter KM-Übertritt – unbehinderte, allseits gleiche Aufweitbarkeit – keine Faltenkonvergenz, Nischenbildung, konstantes KM-Depot
Duodenales C	– Form (keine Aufspreizung des C-Bogens) – keine raumfordernde Impression bzw. Einengung – keine KM-Aussparung oder Nischenbildung – keine Ausstülpung (v. a. an der Innenkontur des C)

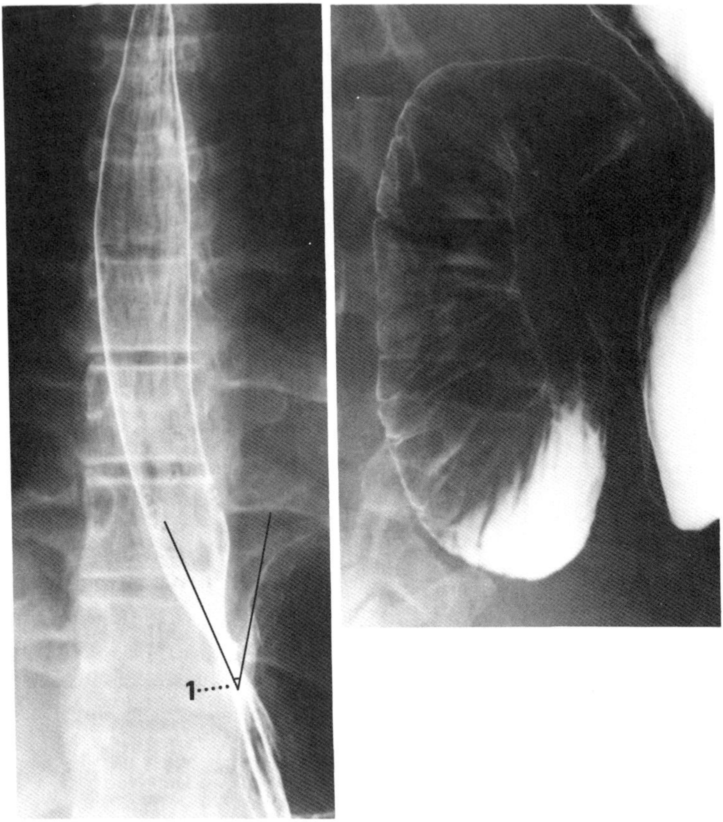

Wichtige Daten

Schluckakt: ca. 3 s
Ösophaguslumen: 9–13 mm (Höhe Krikoid)
1. Ösophagogastrischer Winkel: ca. 85°–90°

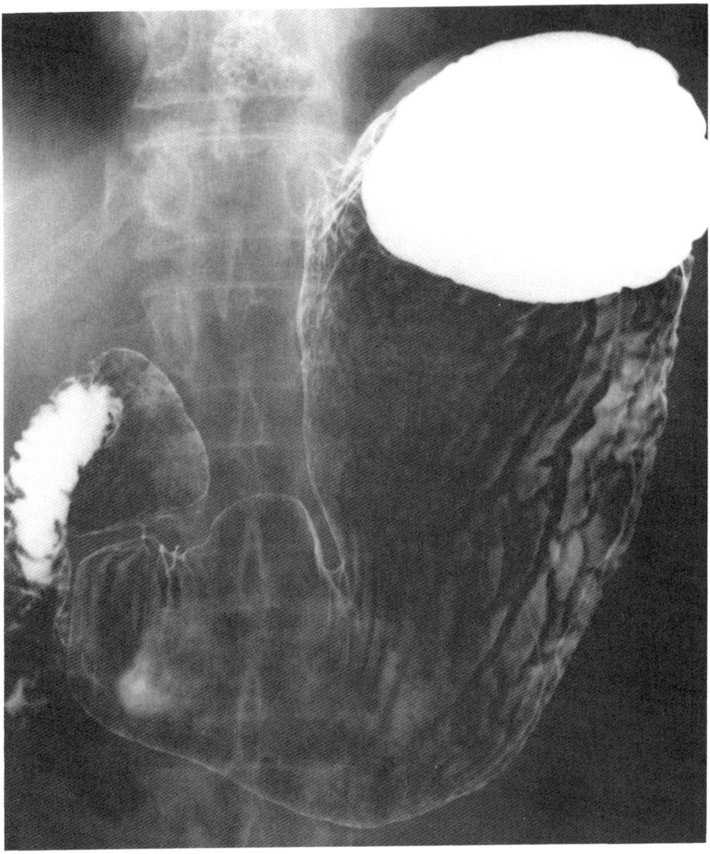

Magen-Darm-Passage

Wie „Magen-Duodenum-Darstellung".
Die Passage durch das Jejunum und Ileum erfolgt zeitgerecht, wobei sich die einzelnen Darmschlingen unauffällig darstellen lassen. Regelrechte Einmündung des normal geformten terminalen Ileums in den unteren Zäkalpol.

Beurteilung

Unauffällige MDP.

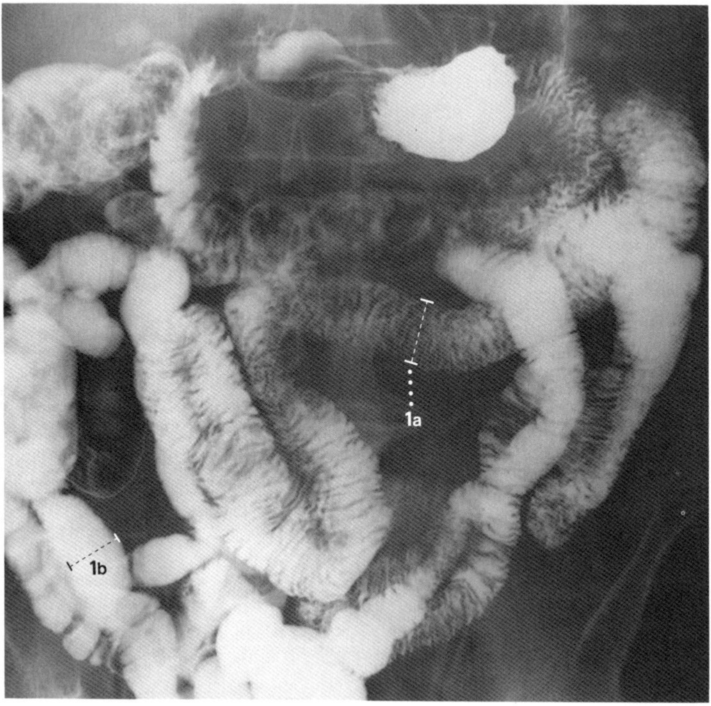

Wichtige Daten

1. a) Jejunumlumen: ca. 3 cm
   b) Ileumlumen: Ileum kleiner als Jejunum

Checkliste

Wie „Magen-Duodenum-Darstellung".

Dünndarm	– Passage durch Jejunum und Ileum zeitgerecht – normale, feinzeichnende Fiederung des Jejunums – feine Haustrierung der Ileumschleimhaut – normale Darmweite (s. u.) – keine Erweiterung oder Stenose – keine segmentale Motilitätsstörung – freie Wegdrückbarkeit der einzelnen Darmschlingen – freie Projektion möglich
Ileozäkal-region	– Einmündung des terminalen Ileums in den unteren Zäkalpol (Pfeil) – unbehinderter KM-Übertritt – im Vergleich mit dem übrigen Ileum normales Lumen – keine Einengung – keine Fistelbildung – keine verdrängende RF – kein aufgehobenes Schleimhautfaltenrelief

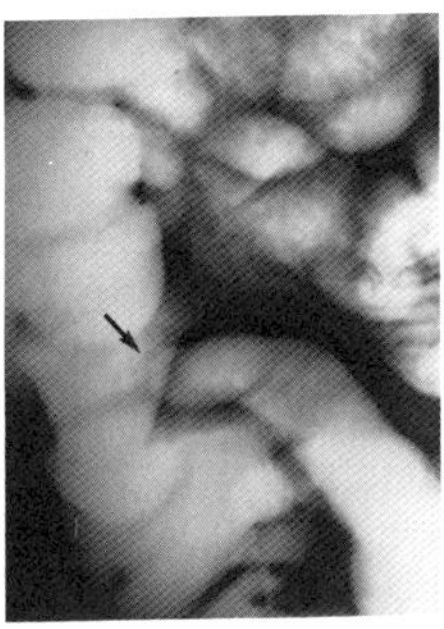

Dünndarmeinlauf

Nach partieller Anästhesie des Nasen-Rachen-Raumes perorales Einführen einer Sonde. Nach Positionierung der Sonde jenseits des Treitz-Bandes werden ca. 160 ml Kontrastmittel und 1,5 l Methylzellulose instilliert.
Dabei zeigen die Dünndarmschlingen bei freier Entfaltbarkeit einen ordnungsgemäßen Verlauf. Allseits normale Lumenweite. Regelrechte Motilität und Verformbarkeit aller palpablen Dünndarmschlingen. Glatte Wandkonturen bei regelrechtem Faltenrelief. Unauffällige Darstellung des terminalen Ileums und der ileozäkalen Einmündung.

Beurteilung

Regelrechte Darstellung von Jejunum und Ileum.

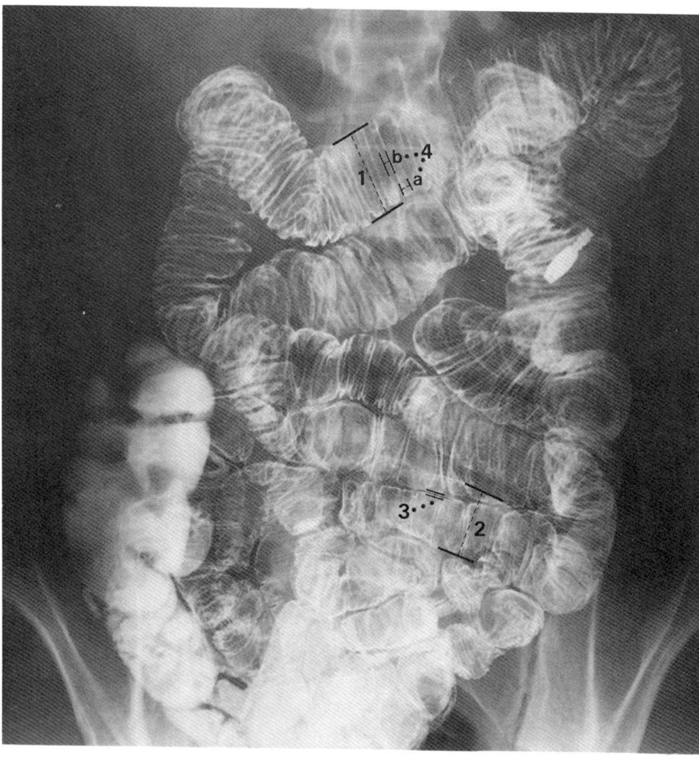

Checkliste

Orientierende DL	– keine extraintestinale, intraperitoneale Luft – keine Spiegelbildung – keine röntgenschattengebenden Fremdkörper
Technik	– partielle Anästhesie des Nasen-Rachen-Raumes – perorales Einführen einer Sonde unter Verwendung eines Führungsdrahtes – Positionierung der Sonde jenseits des Treitz-Bandes – Instillation von 160 ml KM u. 1,5–2 l Methylzellulose, bis alle Dünndarmschlingen im Becken und das terminale Ileum in ausreichender Transparenz dargestellt sind
Form	– regelrechter Verlauf der Dünndarmschlingen ohne konstante Verlagerung – unbehinderte Passage und freie Entfaltung aller Anteile – normale Lumenweite (s. u.) – keine umschriebenen extra- oder intraluminalen Einengungen bzw. Ausstülpungen – Motilität aller Abschnitte normal – uneingeschränkte Verformbarkeit aller palpablen Schlingen
Kontur	– glatt und scharf begrenzt – normale Wanddicke (s. u.) – gerade, parallele Oberfläche der Dünndarmfalten – normale Faltendicke (s. u.) – keine Doppelkonturen, Nischenbildungen – keine Spikulae oder KM-Depots
Ileozäkalbereich	– Lumen und Kontur im Vergleich zum übrigen Ileum unverändert – regelrechte Ileozäkalklappe ohne zu große Vorwölbung in das Zäkum

Wichtige Daten

1. Jejunumdurchmesser: ca. 3–4,5 cm (je nach Füllungsdruck)
2. Ileumdurchmesser: ca. 3 cm
3. Wanddicke: kleiner 2 mm
4. Faltendicke: kleiner 2 mm
   Abstand zwischen den Falten (a) ist größer als die Faltendicke (b)

Doppelkontrastuntersuchung des Kolons

Über rektale Füllung unbehinderte Kontrastmittelpassage, wobei sich das Kolon nach Form und Lage regelrecht darstellt. Im Doppelkontrast weisen sämtliche Kolonabschnitte eine freie Entfaltbarkeit mit regulärer Haustrierung und Lumenweite auf. Bei homogenem Schleimhautbeschlag normales Feinrelief mit glatten Wandkonturen und regelrechter Wanddicke. Normale Ileozäkalregion und Appendixdarstellung.

Beurteilung

Regelrechte Kolondarstellung, insbesondere ohne Hinweis auf entzündliche oder raumfordernde Prozesse.

Checkliste

Orientierende DL	– keine extraintestinale, intraperitoneale Luft – keine Spiegelbildung – keine röntgenschattengebenden Fremdkörper – keine Darmverunreinigung
Technik	– rektale Instillation des KM (Füllung meist bis zur rechten Kolonflexur) – Teilentleerung des Darmes – dosierte Luftinsufflation bis sämtliche Kolonabschnitte entfaltet sind und die Schleimhaut des Colon ascendens homogen mit KM beschlagen ist
Form	– Verlauf (Kolonrahmen) – keine Verlagerung der Kolonflexuren, des Zäkumpoles oder der Sigmaschlinge – Retrorektalraum nicht verbreitert (s. u.) – Entfaltung aller Kolonabschnitte – normale Lumenweite (variabel, Vergleich mit Kolonabschnitten untereinander, kein Megakolon) – reguläre Haustrierung – Motilität: – – keine starren, erweiterten oder eingeengten Abschnitte – – keine umschriebene Pelottierung – – keine Fistelkanäle
Schleimhaut	– en face homogener, transparenter KM-Schleimhautbeschlag – keine konstanten KM-Depots oder Aussparungen (Lymphfollikel, Granulationen, Ulzera, TU)

- keine lagekonstanten Ringformationen (z. B. Divertikel, Polyp)
- keinc Transversal-, Längsstreifen, feinen Querstreifen, Furchen (oder innominate grooves)

Kontur

- im Profil glatt und scharf begrenzte Konturen
- keine Wandunregelmäßigkeiten (Ausstülpungen, Spikulae, Doppelkonturen, Nischenbildungen, KM-Depots, Collar-buttons)
- Wanddicke normal
- keine Wandeinziehungen
- keine Stenose

Zäkum

- Mobilität des Zäkalpols
- Ileozäkalklappe:
- Form (Invagination?)
- Dicke (entzündliche Veränderungen?)
- Mitdarstellung des terminalen Ileums?

Appendix

- Darstellbarkeit, Form, Lage, Länge

(Abbildungen s. S. 178/179)

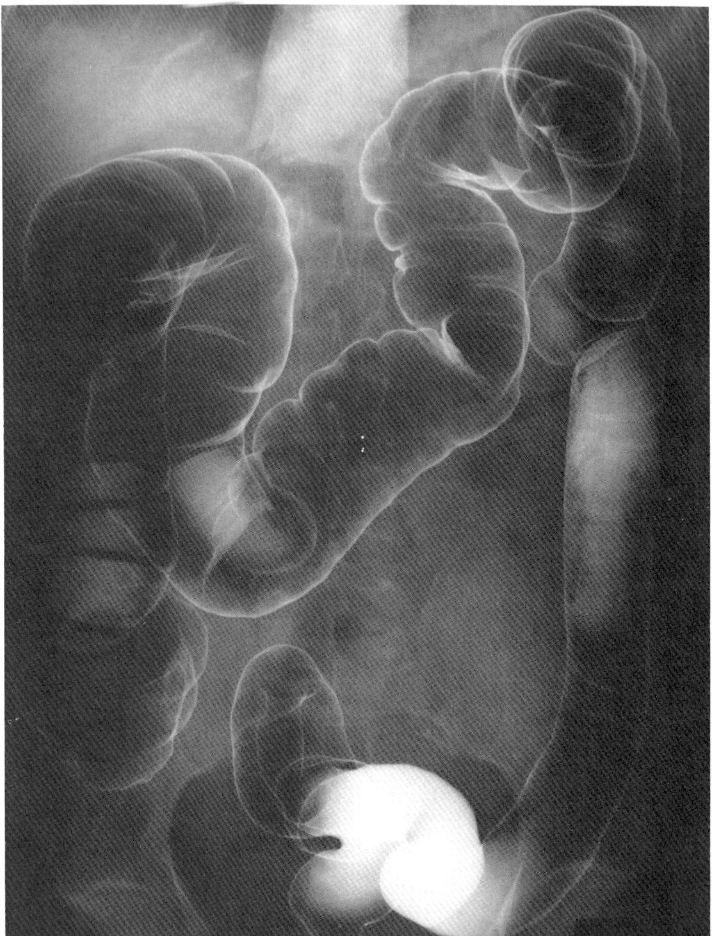

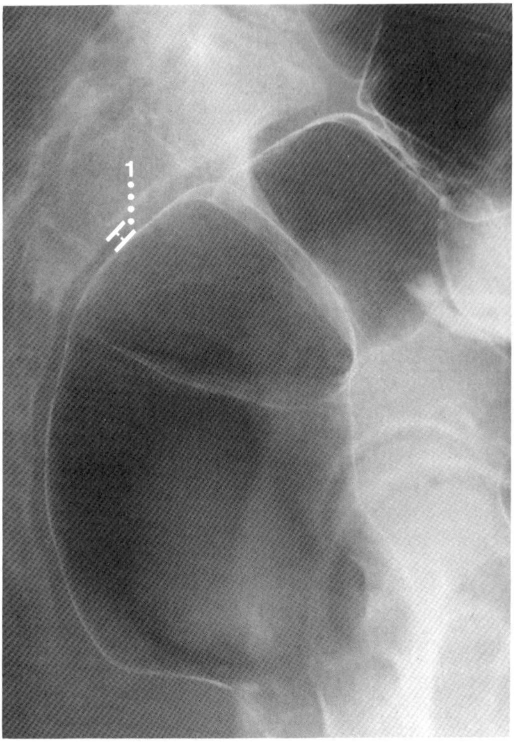

Wichtige Daten

1. Retrorektalraum: meist kleiner 1 cm

Defäkographie

Durch ein Darmrohr werden Rektum und Sigma mit Kontrastmittel gefüllt und anschließend in seitlichem Strahlengang die Entleerung unter DL verfolgt. Die abgebildeten Wandkonturen stellen sich glatt und ordnungsgemäß aufweitbar dar. Die Form von rektosigmoidalem Übergang und distalem Sigma sind regelrecht, wobei der anorektale Winkel vor Defäkation normal ist. Zu Beginn der Defäkation hebt sich das Rektum ordnungsgemäß an. Der Winkel wird steil. Das Kontrastmittel fließt unbehindert aus dem Rektum ab. Die anschließende Schleimhautaufnahme zeigt ein normales Schleimhautrelief im Bereich des Rektums.

Beurteilung

Unauffällige Darstellung des Rektums und des Defäkationsvorganges, wobei die Funktionen des Rektums und des Anus regelrecht erscheinen.

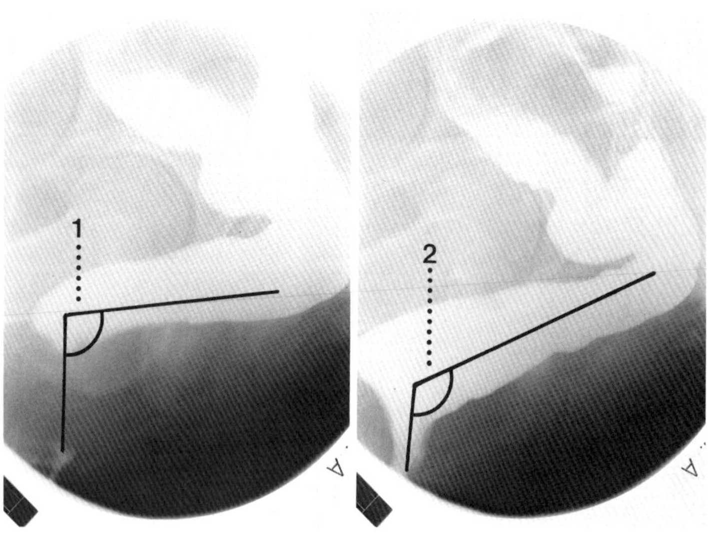

Checkliste

Orientierende DL	– keine Fremdkörper – keine Weichteilverschattung – keine freie intraperitoneale Luft
Technik	– KM-Füllung von Rektum und Sigma durch Darmrohr unter DL – danach Entfernung des Darmrohres – Kontrolle der Entleerung in seitlichem Strahlengang unter DL
Form, Füllung	– rektosigmoidaler Übergang und distales Sigma – regelrechte Aufweitbarkeit – unbehinderte Passage – normal weites Lumen – glatte, scharfe Konturen – keine Aussparungsfiguren oder Einengung – Sphinkterkontinenz vor und nach Entfernen des Darmrohres – anorektaler Winkel (s. u.)
Entleerung	– Vergrößerung (= Abflachung) des anorektalen Winkels – Öffnung des Analkanals bei Defäkation ausreichend weit – unbehinderter KM-Abfluß – keine Stenose – kein KM-Depot – keine Füllung von Darmausstülpungen (z. B. Rektozele) – minimales Restvolumen des KM nach Entleerung – normales Schleimhautrelief nach Entleerung – suffizienter Sphinkterschluß nach Defäkation

Wichtige Daten

Anorektaler Winkel:
1. im Sitzen in Ruhe = 95°–105°
2. bei Defäkation = ca. 130°–150°

Intravenöse Organuntersuchungen

Intravenöses Urogramm

Auf der Abdomenübersichtsaufnahme regelrechte Darstellung des abgebildeten Skeletts sowie der Weichteilschatten ohne Nachweis pathologischer Verkalkungen.
Nach Injektion des Kontrastmittels zeigen beide Nieren homogene Parenchymdarstellung mit zeitgerechter, seitengleicher Ausscheidung. Bei regelrechter Lage und Achsstellung sind die Nieren von regulärer Form und Größe. Die äußeren Konturen sind harmonisch und glatt abgrenzbar. Das Nierenbecken-Kelchsystem stellt sich regelrecht dar. Die ableitenden Harnwege sind nach Form, Weite und Verlauf unauffällig. Der Kontrastmittelabstrom ist unbehindert. Die Blase ist nach Konfiguration und Größe normal und glatt konturiert. Kein wesentlicher Restharn nach Miktion.

Beurteilung

Unauffällige Darstellung beider Nieren, der ableitenden Harnwege und der Blase im i.v.-Urogramm.

Checkliste

Leer-aufnahme	– Skelett: – – Form (Becken, LWS, untere Rippen) – – Stellung (LWS, Becken) – Psoasrandschatten (glatt, scharf), Lage (symmetrisch) – Leber- und Milzunterrand (glatt, scharf, Lage) – Darmgase (Verteilung, Verunreinigung, Spiegel) – Nieren: Form, Lage, Größe, Abgrenzbarkeit – Weichteile: Verkalkungen, Fremdkörper (in Projektion auf Niere, ableitende Harnwege und Blase)
Technik	– i. v. Injektion (Infusion) von 1 ml (Erwachsener) bis zu 3 ml (Säugling) jodhaltigem KM/kg Körpergewicht (meist 60%ig)

Nierendarstellung	– Zeit (s. u.) – Symmetrie (seitengleich) – Form, Größe (s. u.) – Lage (s. u.) – Achsstellung (parallel zum Psoasrandschatten, s. u.) – Kontur (glatt, scharf), keine Einziehung, keine umschriebene Vorwölbung – Parenchymstruktur (harmonisch, keine umschriebene Aufhellung)
Ausscheidung	– Nierenbecken-Kelchsystem: – – Zeit – – ausreichende, homogene Kontrastierung – – Form (Kelche: sichelförmig, dentritisch, ampullär, Übergangstyp) – – Weite (fein ausgezogene Kelche ohne Verplumpung, Spreizung oder Verdickung der Kelchhälse) – – kein Reflux (pyelotubulär) – Nierenbecken (einfache Anlage, ampullär?, keine umschriebene Verbreiterung oder Einengung, keine Füllungsdefekte) – – Konturen (glatt, scharf)
Ureteren	– Verlauf (s. u.), keine pathologische Verlagerung – normale Weite (s. u.) – keine umschriebene Aufweitung i. S. eines Staus (nicht schattengebende Konkremente, Stenose?) – regelrechte Einmündung in die Blase – unbehinderter KM-Abfluß – glatte, scharfe Kontur
Blase	– konzentrisch (rundlich-oval) – keine Impressionen oder Vorwölbungen – Kontur (glatt, scharf) – homogener KM-Schatten, keine Aussparungen oder Verdichtungen – nach Entleerung kein wesentlicher Restharn (s. u.)

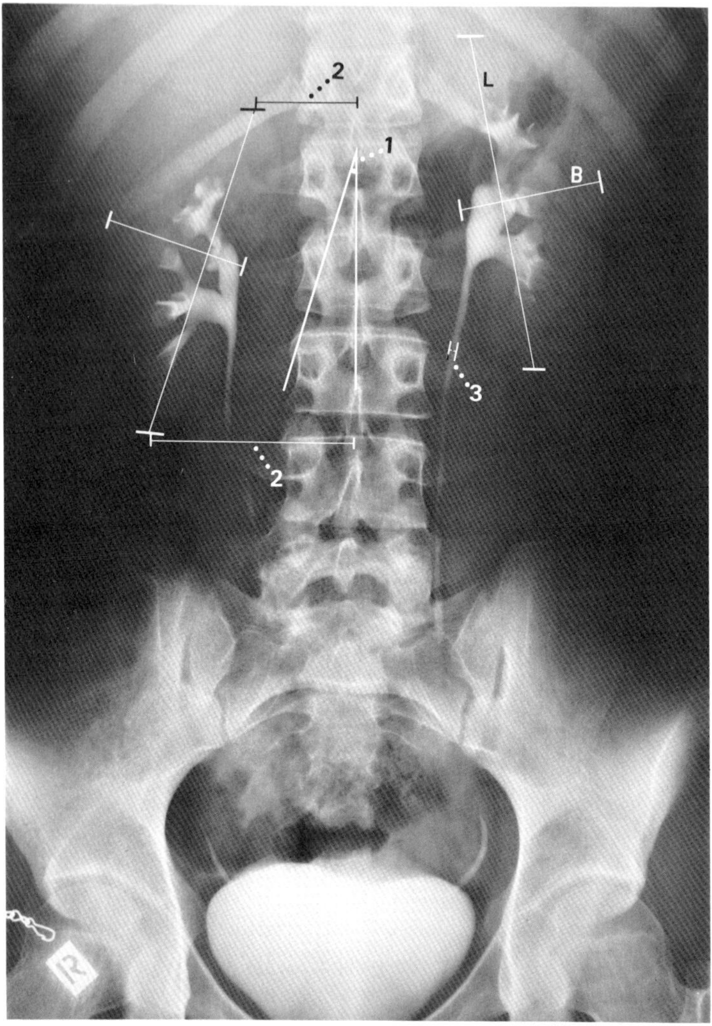
2
1
L
B
3
2
R

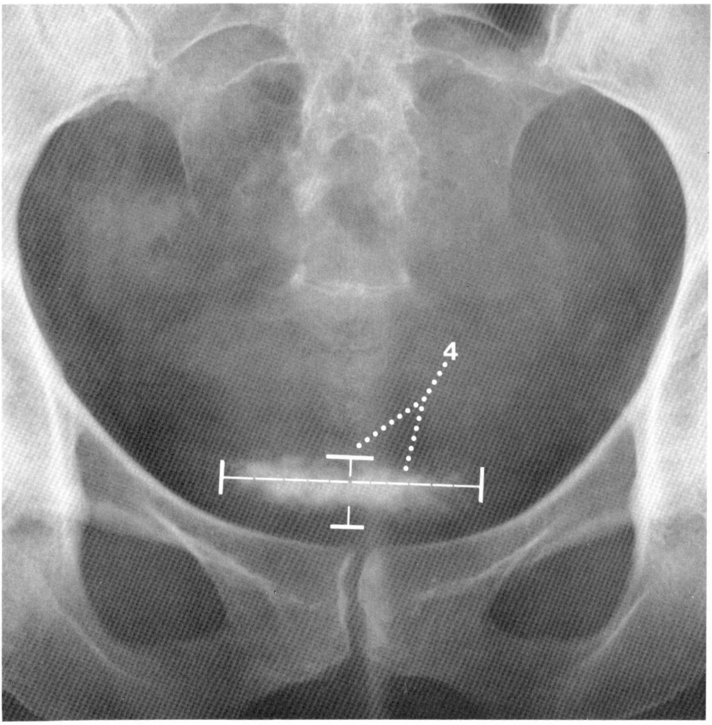

Wichtige Daten

Nierengröße: ca. 13 cm (Länge, L) × 6 cm (Breite, B)
Längendifferenz re.: li. = max. 2 cm
Nierenlage: li. etwa von BWK 12–LWK 4, re. Niere steht bis zu 1 WK tiefer als li.

1. *Nierenachse:* ca. 10° (8°–13°) zur Körperachse
2. *Entfernung der Nierenpole von der Körperachse:*
   a) kranial ca. 4–5 cm
   b) kaudal ca. 6–9 cm

Ureterverlauf: entlang der WS, ragt nicht über die Bogenwurzel nach medial

3. *Ureterweite:* ca. 3–7 mm
4. *Restharn:* ovale Blase = ca. 5 cm × 3 cm (FFA 100)

Intravenöses Cholezysto-Cholangiogramm

Auf der Leeraufnahme lassen sich bei normalem Leberschatten keine Verkalkungen in Projektion auf die Gallenblase nachweisen. 30 Minuten nach Kontrastmittelinjektion zeigt sich eine an normaler Stelle gelegene, homogen mit Kontrastmittel gefüllte, normal große Gallenblase mit glatten Wandkonturen. Die intrahepatischen Gallengänge, der Ductus cysticus und der Ductus choledochus stellen sich normal weit, glatt begrenzt und ausreichend kontrastmittelgefüllt dar. Aussparungsfiguren finden sich nicht. Gute Kontraktion der Gallenblase nach Reizmahlzeit.

Beurteilung

Positives, unauffälliges Cholezysto-Cholangiogramm.

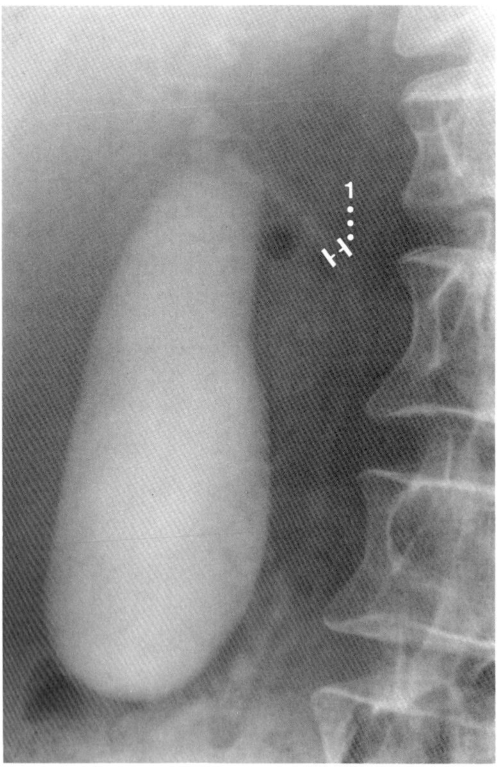

Checkliste

Leeraufnahme	– normaler Leberschatten – Gallenblase evtl. abgrenzbar – keine Verkalkungen, röntgenschattengebenden Fremdkörper – keine Luft in den Gallenwegen
Technik	– i. v. Applikation von 20 ml gallegängigem KM als Kurzinfusion (bzw. Injektion) – Übersicht bzw. Zielaufnahmen zur Freiprojektion (im Stehen und Liegen, evtl. mit Kompression nach 30 Minuten)
Gallenblase	– Form (länglich-oval, querliegend) – Größe (s. u.) – Lage – Kontrastmittelfüllung – homogene Verteilung des KM – keine KM-Aussparungsfiguren – keine Verdichtungen – Kontur (glatt, scharf) – keine Ausstülpungen
Gallenwege	– intrahepatisch und extrahepatisch: – Darstellbarkeit – Form – Verlauf – Lumenweite (s. u.) (keine umschriebene Einengung oder Erweiterung) – glatte Wandkonturen – keine KM-Aussparung oder Aufhellung
Motilität (Gallenblase)	– 30 (bzw. 20) Minuten nach Reizmahlzeit Übersicht oder Zielaufnahme im Stand und im Liegen – konzentrische und ausreichende Kontraktion (meist mehr als 1/3) – homogene Füllung, keine Aussparungen – glatte Wandkonturen – ungestörter Abfluß – keine Aufweitung der Gallenwege

Wichtige Daten

Gallenblase: Größe variabel (Durchmesser größer 5 cm)

1. Ductus choledochus: Weite = 3–9 mm
   (nach Cholezystektomie bis 10 mm)

Arthrographien

Arthrographie des Handgelenkes

Auf der Übersichtsaufnahme regelrechte Form und Stellung der abgebildeten Skelettabschnitte mit normal weitem, glatt und scharf abgrenzbarem Gelenkspalt. Keine intra- oder periartikulären Verkalkungen. In Lokalanästhesie Punktion des Radiokarpalgelenkes von dorsal. Intraartikuläre Injektion von 4 ml jodhaltigem Kontrastmittel. Nachdem eine homogene Kontrastmittelverteilung erreicht ist, stellt sich das Radiokarpalgelenk regelrecht dar. Die proximalen Handwurzelknochen bzw. deren Ligamente bilden nach distal, die Knorpelfläche des Radius und des normal geformten Discus articularis nach proximal einen glatten, scharf konturierten Abschluß. Unauffällige Füllung mehrerer Rezessus an typischer Stelle. Kein Kontrastmittelübertritt in die Articulatio intercarpea oder in die Weichteile.

Beurteilung

Regelrechter arthrographischer Befund des Handgelenkes.

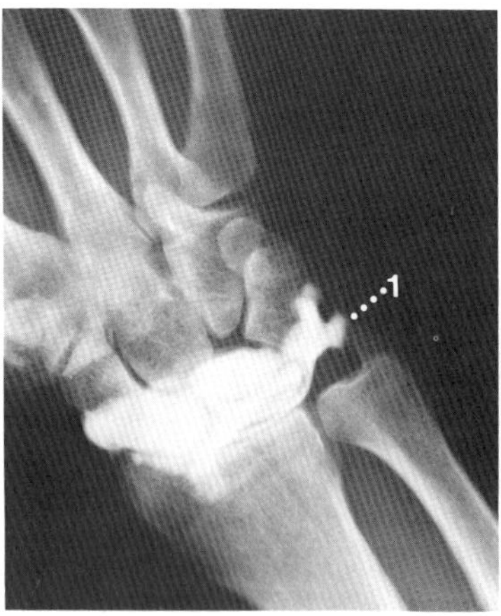

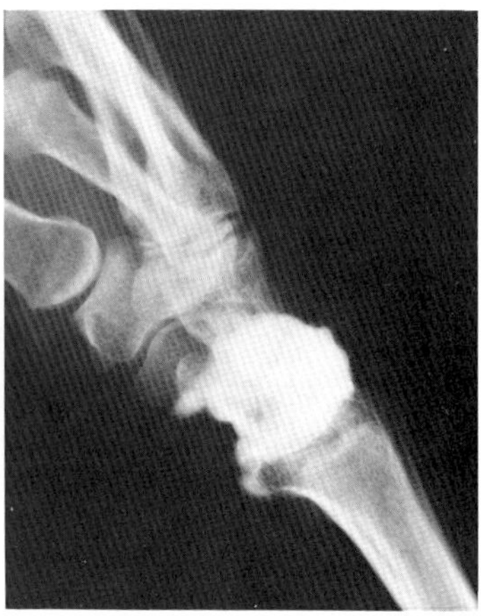

Checkliste

Knöcherner Skelettanteil	– distaler Radius, Ulna, Handwurzelknochen: – – Form, Stellung, Struktur, Kontur – – Gelenkspaltweite (s. u.) – – keine intra- oder periartikulären Verkalkungen – Weichteilmantel
Technik	– in Lokalanästhesie Punktion des Gelenkspaltes meist von dorsal zwischen Radius und Os scaphoideum unter DL – Injektion von 1,5–4 ml eines jodhaltigen Kontrastmittels (meist 60%ig) intraartikulär – aktive und passive Bewegungen, bis homogener KM-Beschlag erreicht ist – Ziel- oder Übersichtsaufnahmen
Gelenkspalt	– Articulatio radiocarpea: – – Form – – Weite – – Begrenzung (glatt, scharf, intakt) – – keine KM-umspülten Gelenkkörper – – distale Begrenzung: proximale Handwurzelknochen und Ligamente – – proximale Begrenzung: Radius, Diskus articularis Recessus: (ulnar, proximal: Recessus praestyloideus; radial, palmar: Recessus radialis)
Gelenkverbindung	– Karpometakarpalgelenk – Articulatio intercarpea – Erbsenbeingelenk – Radioulnargelenk (Recessus sacciformis)
Knorpel	– Form – glatte und scharfe Kontur ohne Konturunterbrechung – keine Kontrastaussparung oder Nischenbildung

Wichtige Daten

1. Recessus praestyloideus

Schulterarthrographie

Auf der Übersichtsaufnahme stellen sich die abgebildeten Skelettabschnitte regelrecht dar. Keine intra- oder periartikulären Verkalkungen.
Nach Lokalanästhesie Punktion des Gelenkraumes von ventral und Injektion von 10 ml eines jodhaltigen Kontrastmittels. Bei homogener Kontrastmittelverteilung werden Standardaufnahmen angefertigt. Normale Form, Größe und Lage des Schultergelenkraumes. Regelrechte Füllung des normal weiten Recessus axillaris und der Bursa subscapularis. Keine Darstellung anderer Bursae. Keine Kontrastmittelaustritte bei intakter Rotatorenmanschette. Die Kapselwand ist regelrecht konturiert. Typische Darstellung der Sehnenscheide des Caput longum bicipitis. Der Gelenkknorpel der artikulierenden Knochen ist normal dick, regelrecht geformt und scharf abgrenzbar.

Beurteilung

Regelrechter arthrographischer Befund des Schultergelenkes.

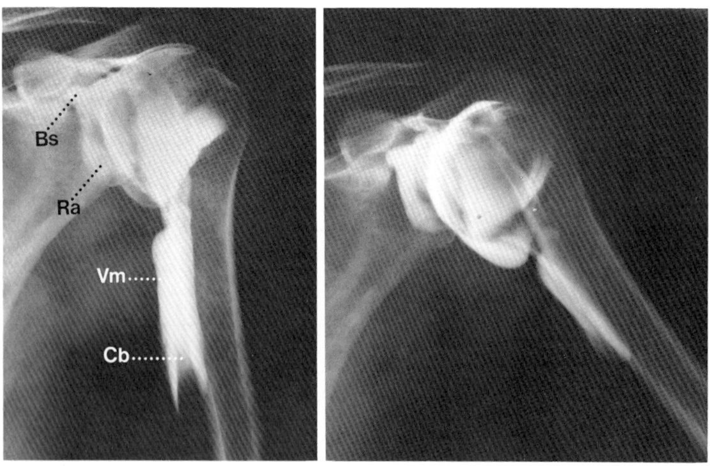

Checkliste

Knöcherner Skelettanteil	– Form, Stellung (Zentrierung des Humeruskopfes) – Struktur, Kontur (glatt, scharf) – Gelenkspalt (Weite, Form) – keine intra- oder periartikulären Verkalkungen – Weichteilmantel (intakt, keine Schwellung)
Technik	– flache Rückenlage – leichte Abduktionshaltung und Außenrotation – senkrechte Punktion von ventral etwa in Mitte des Gelenkspaltes unter DL (ca. 1 cm distal und lateral des Pocessus coracoideus) – Injektion von 10–15 ml jodhaltiges KM (z. B. 60%ig) – aktive und passive Bewegungen, bis homogener KM-Beschlag erreicht ist – Standardaufnahmen (a.-p. mit angelegtem Arm und in Elevation jeweils innen- und außenrotiert, Canalis bicipitis)
Gelenkspalt	– Form – Weite (Schultergelenkraum) – glatte Wandkonturen – intakte Rotatorenmanschette: – – kranialer Gelenkspalt: keine kraterförmigen Nischen, v. a. bei Aufnahme in Außenrotation – – keine Füllung der Bursa subacromialis bzw. subdeltoidea – keine KM-umspülten Gelenkkörper
Rezessus	– *Recessus axillaris (Ra)* – *Bursa subscapularis (Bs)* bzw. subcoracoidea (andere Rezessus kommen in der Regel nicht zur Darstellung): – – glatte Kapsel- und Rezessuswände – – keine Kontrastnische – – keine unregelmäßig geformte Aussparungsfigur – *Vagina mucosa intertubercularis (Vm):* – – glatt begrenzt – *Sehnenscheide des Caput longum bicipitis (Cb):* – – glattrandige und scharf abgrenzbare, bandförmige Aufhellungslinie – – kein KM-Austritt in andere Rezessus, Weichteile oder Muskellücken
Knorpel	– Form, glatte und scharfe Kontur – keine Kontrastaussparung oder Nischenbildung im Sinne von Erosionen

Kniearthrographie

Auf der Übersichtsaufnahme stellen sich das Kniegelenk und seine knöchernen Strukturen regelrecht dar. Keine intra- oder periartikulären Verkalkungen.
Nach Lokalanästhesie Punktion des Recessus superior von lateral und Injektion von 5 ml jodhaltigem KM sowie 60 ml Luft intraartikulär. Nach Erreichen eines homogenen Kontrastmittelbeschlages und einer gleichmäßigen Luftverteilung werden Zielaufnahmen der Menisken angefertigt.
Die tangential abgebildeten Anteile des Innen- und Außenmeniskus kommen in allen Anteilen in typischer Form glatt und scharf begrenzt zur Darstellung. Kein Nachweis einer pathologischen Konturunterbrechung oder KM-Imbibition. Keine Luxationszeichen. Gelenkspalt und Knorpel stellen sich glatt begrenzt und normal breit dar. Intakte, regelrecht konturierte Gelenkkapsel ohne Hinweis auf Seitenbandläsion. Regelrechte Darstellung der mit dem Kniegelenkspalt kommunizierenden Bursae sowie der als lineare KM-Aussparungen abgrenzbaren Kreuzbänder.

Beurteilung

Regelrechte Darstellung des Gelenkspaltes, der Menisken sowie des Kapsel- und Bandapparates des Kniegelenkes.

Checkliste

Knöcherner Skelettanteil	– Form, Stellung (Kniegelenkswinkel) – Knochenstruktur – Kontur (glatt, scharf) – Gelenkspalt – keine intra- oder periartikulären Verkalkungen – Weichteile
Technik	– Patella anheben, nach außen schieben – von lateral in Lokalanästhesie Punktion (des Recessus superior) am Patellaunterrand in Höhe der Patellamitte – Injektion von 5–10 ml eines jodhaltigen KM (meist 60%ig) und 30–70 ml Luft intraartikulär – aktive und passive Bewegungen im Kniegelenk, bis gleichmäßiger KM-Beschlag und Luftverteilung erreicht sind

- Kniebandage
- Zielaufnahmen (mit Aufklappen des Gelenkspaltes zur Freiprojektion der Menisken)
- evtl. Übersichtsaufnahme oder Frik-Aufnahme

Menisken	– Form – Größe (keine Fehlbildung) – Lage (keine Luxation nach innen oder außen) – glatte und scharfe Begrenzung – keine umschriebenen Konturunterbrechungen – keine kontrastgefüllten Verdichtungslinien
Gelenkspalt	– Form – Weite (oberer, unterer Gelenkspalt) – keine kontrastierten bzw. KM-umflossenen Gelenkkörper
Knorpel	– Form – Dicke (s. u.) – glatte und scharfe Kontur der femoralen und tibialen Knorpelflächen – keine Konturunterbrechung oder Erosionen
Kapsel	– glatt und scharf begrenzt – Seitenbänder intakt (inneres mit Kapsel und Meniskus verwachsen, äußeres von Kapsel getrennt)
Bursae	– Bursa suprapatellaris, poplitea, semimembranosa, gastrocnemia (kommunizieren mit dem Kniegelenkspalt) – Lage – glatte und scharfe Innenkonturen
Kreuzbänder	– lineare KM-Aussparung (ca. 5–8 mm breit) – Form – Lage – glatte und scharfe Konturen – keine Konturunterbrechung (Frik-Aufnahme)

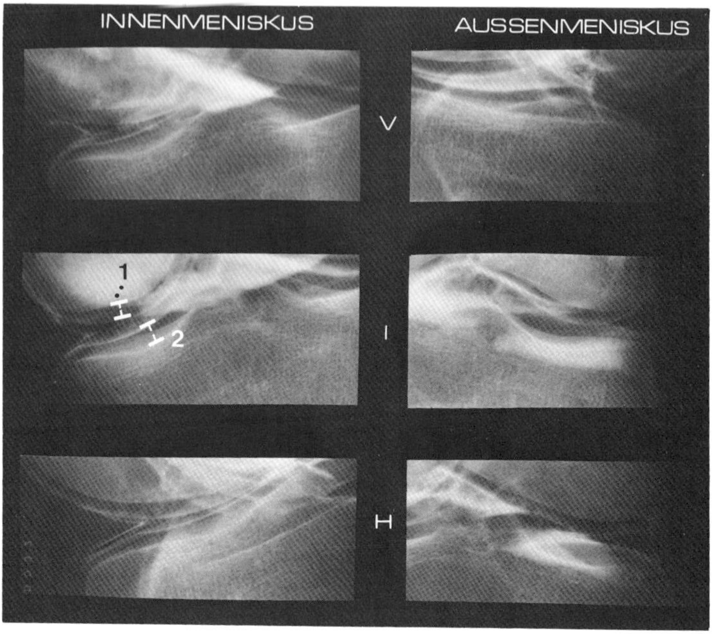
INNENMENISKUS
AUSSENMENISKUS
V
I
H
1
2

	Innenmeniskus	Außenmeniskus
Vorderhorn (V)	allseits mit Kapsel verwachsen Breite: ca. 6 mm	(Breite: ca. 10 mm)
Intermediär-anteil (I)	schmaler Menis-kus, breiter obe-rer Kapselraum	breiter Meniskus, breiter oberer Kapselraum
Hinterhorn (H)	breiter Meniskus (ca. 14 mm) schmaler oberer Kapselraum	nicht mit Kapsel verwachsen: spalt-förmige Aufhel-lungslinie, Sehne des M. popliteus

Wichtige Daten

1. Femorale Knorpeldicke: gleichbleibend 2–4 mm
2. Tibiale Knorpeldicke: lateral = 1–2 mm, medial = 4–5 mm

Arthrographie des oberen Sprunggelenkes

Auf der Übersichtsaufnahme unauffällige Darstellung der abgebildeten Skelettabschnitte mit normal weitem, glatt und scharf abgrenzbarem Gelenkspalt. Keine intra- oder periartikulären Verkalkungen. Nach Lokalanästhesie Punktion des Gelenkraumes von ventral und intraartikuläre Injektion von ca. 4 ml jodhaltigem Kontrastmittel. Nach Erreichen einer homogenen Kontrastmittelverteilung werden Standardaufnahmen angefertigt.
Normale Form und Weite des Sprunggelenkspaltes. Glatte und scharfe Begrenzung der dargestellten Knorpelanteile. Im Rahmen der Varianz normale Ausdehnung des kontrastierten Gelenkraumes. Die Gelenkkapsel ist einschließlich seiner Rezessus intakt und glatt berandet. Kein Kontrastmittelübertritt in die Weichteile.

Beurteilung

Regelrechter arthrographischer Befund des Sprunggelenkes.

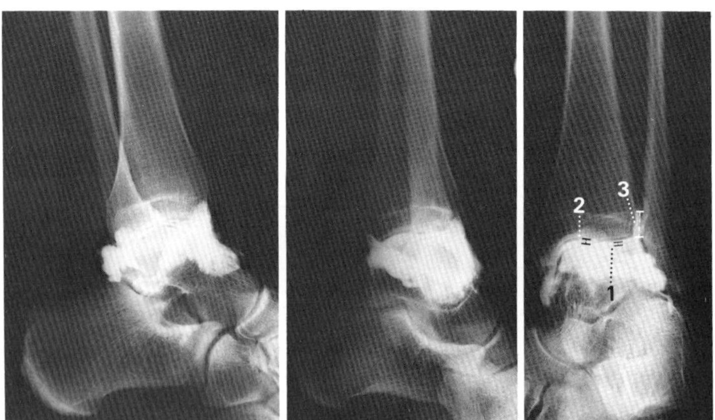

Checkliste

Knöcherner Skelettanteil	– Form – Stellung (Malleolengabel, Talus, Gelenkwinkel) – Kontur (glatt, scharf) – Gelenkspaltweite – keine intra- oder periartikulären Verkalkungen – Weichteilmantel (intakt, keine Schwellung)
Technik	– in Lokalanästhesie Punktion des medialen Anteils des Gelenkspaltes von ventral (evtl. unter DL) – Punktion medial der Sehne des M. tibialis anterior in leichter Innenrotation (Cave: A. dorsalis pedis!) – intraartikuläre Injektion von 4–5 ml jodhaltigem KM (meist 60%ig) – aktive und passive Bewegungen, bis homogener KM-Beschlag erreicht ist – Aufnahmen sofort (da Resorption) – a.-p., lateral, innen- und außenrotiert
Gelenkspalt	– Talokruralgelenk (umgedrehte U-Form) – Knorpel (Flächen glatt, normal breit, s. u., keine KM-Aussparungen oder Nischenbildung) – keine freien Gelenkkörper
Kapsel	– glatte Wand der Kapsel (v. a. lateral: Lig. anterius, posterius und fibulocalcaneare; medial: Lig. deltoideum) – glatte Wand des vorderen und hinteren Rezessus (laterale Sicht, normale Größe, s. u.) – Variante (in 5–15%): hinterer subtalarer Gelenkspalt – Verbindung zu Sehnenscheiden fast nur an der Medialseite (Flexor hallucis und digitorum longus)

Wichtige Daten

1. Gelenkspaltbreite = 1 mm
2. Knorpelschicht = 2 mm
3. Syndesmosenrezessus = kleiner 2,5 cm (zwischen distaler Tibia und Fibula)

Arterielle Angiographien

Angiographie der Arteria carotis interna

In Lokalanästhesie transfemorales Einführen eines 6-French-Selektiv-Katheters in der Technik nach Seldinger. Nach Kontrolle der Karotisgabel Plazieren der Katheterspitze in die A. carotis interna. Anschließendes Serienangiogramm unter DSA-Bedingungen. Regelrechte Füllung der A. carotis interna mit glatten Wandkonturen und normal weitem Lumen im intra- und extrakraniellen Abschnitt. Regelrechte Aufteilung in die A. cerebri anterior und media sowie deren Endäste, die bei regelrechtem Verlauf normkalibrig sind. Reguläres Gefäßbild in der kapillären und venösen Phase mit guter Füllung der inneren Hirnvenen, die im sagittalen Strahlengang mittelständig sind. Unbehinderter Kontrastmittelabstrom auch über die großen venösen Hirnblutleiter.
Komplikationsloser Untersuchungsverlauf.

Beurteilung

Unauffälliger angiographischer Befund, insbesondere kein Hinweis auf intrakranielle Raumforderung, periphere Gefäßverschlüsse oder Gefäßmißbildungen.

Checkliste

Technik	– Punktion der A. femoralis in Lokalanästhesie – Einführen eines 6-French-Katheters – Kontrolle der A. carotis communis bzw. der Karotisgabel (Stenosen, Plaques?) – Plazieren der Spitze im Anfangsteil der (re. bzw. li.) A. carotis interna – Injektion von 4 ml jodhaltigem KM von Hand unter DSA-Bedingungen (nichtionisches KM, Verdünnung 1:1 [Konzentration 150 mg Jod/ml] mit NaCl 0,9%) (Cave: osmotische Hypotonie durch Aqua-dest.-Verdünnung)
Gefäßverlauf und -weite:	(Beschreibung entsprechend dem Gefäßverlauf von zentral nach peripher)
Arterielle Phase	– *A. carotis interna(ci)* – Karotissyphon: – – A. ophthalmica(o)

– – A. communicans posterior (wenn vorhanden, co)
– *A. cerebri anterior:*
– – A_1-Segment nicht angehoben (Hypophyse)
– – A_2-Segment nicht ausgespannt (Hydrozephalus)
– – keine Verlagerung (Herniation)
– – „Schnurrbart“ (A. callosomarginalis, steht horizontal und seitengleich, S)
– – kontralaterale Füllung über A. communicans anterior
– – A. pericallosa (p)
– *A. cerebri media:*
– – M_1/M_2-Segment nicht verlagert (angehoben)
– – Aa. lenticulostriatae – Pars opercularis (M_3-Segment, Kandelaberform nicht aufgespreizt)
– – Mediaschleifen normal (s. u.)
– – zeitgerechte, homogene Füllung
– – Verlauf der Gefäße (keine Verlagerung)
– – Kaliberweite (keine umschriebene Kaliberänderung)
– – glatte, scharfe Wandkonturen
– – kein Gefäßabbruch, keine pathologischen Gefäße
– – keine frühe venöse Drainage (z. B. Tumoren, a.v. Fisteln)

Venöse Phase – zeitgerechte Füllung von Sinus sagittalis superior (Sss) mit Vv. thalamostriatae (Vt), V. cerebri interna (Vci), V. cerebri magna (Vcm), Sinus rectus (Sr) – Confluens sinuum (Cs) – Sinus transversus (St) – Sinus sigmoideus (Ss):
– – zeitgerechte, gleichmäßige Füllung (keine KM-Aussparung)
– – Verlauf: keine Verlagerung der inneren Hirnvenen
– – Kaliber: keine Einengung
– – unbehinderter KM-Abstrom

(Abbildungen s. S. 200/201)

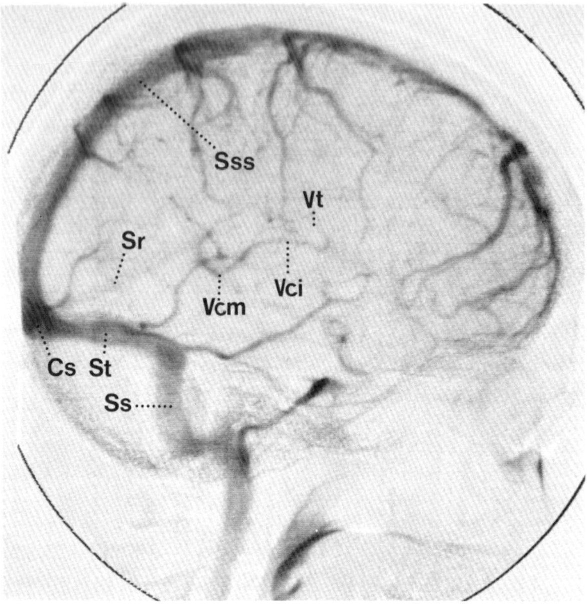
Sss
Vt
Sr
Vci
Vcm
Cs
St
Ss

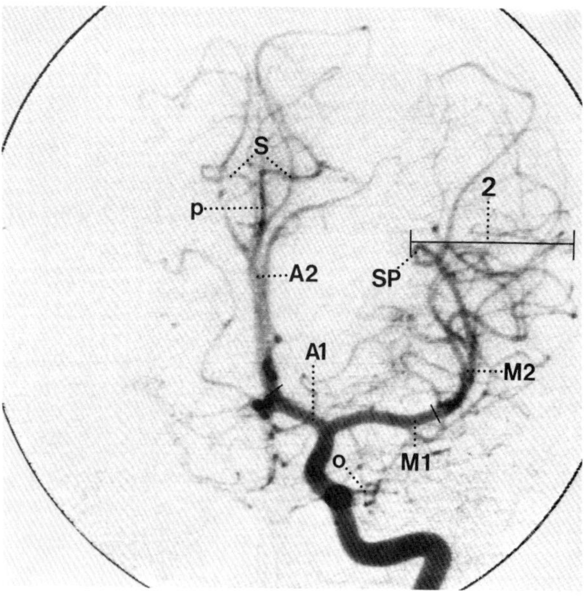
S
p
2
A2
SP
A1
M2
o
M1

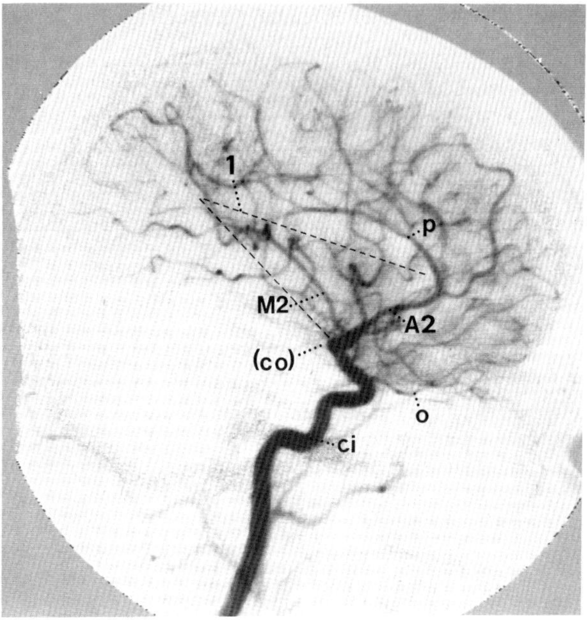

Wichtige Daten

1. Insuläre Mediaschleifen auf einer Linie (Sylvius-Dreieck)
2. Abstand Sylvius-Punkt (Inselregion, Sp) zur Schädelkalotte = ca. 30–40 mm

Angiographie der Arteria vertebralis

In Lokalanästhesie transfemorales Einführen eines 6-French-Katheters in der Technik nach Seldinger. Plazierung der Katheterspitze in der A. vertebralis. Anschließendes Serienangiogramm unter DSA-Bedingungen.
Unauffälliger Verlauf der A. vertebralis im oberen Halsabschnitt. Retrograde Füllung der kontralateralen A. vertebralis mit Füllung beider Aa. cerebellares inferiores posteriores. Die Tonsillenschleifen sind nicht aus dem Foramen magnum herausverlagert. Regelrechte Lage des Choroid-points.
Mittelständiger Verlauf der Kleinhirnwurmäste. Die A. basilaris verläuft mittelständig und ist nicht an den Klivus angepreßt. Beide Aa. cerebellares superiores und Aa. cerebri posteriores verlaufen regelrecht um den Hirnstamm. Die Äste der A. cerebelli superior sind nicht aufgespreizt. Unauffällige Darstellung der Aa. thalamoperforantes und der Aa. choroideae posteriores. In der venösen Phase stellen sich die paramedianen Hemisphärenäste ohne Verlagerungszeichen dar. Der Fußpunkt der V. praecentralis wird ordnungsgemäß aufgefunden. Komplikationsloser Untersuchungsverlauf.

Beurteilung

Unauffälliger angiographischer Befund der A. vertebralis sowie der A. basilaris und ihrer Äste. Insbesondere kein Hinweis auf intrakranielle Raumforderung, periphere Gefäßverschlüsse oder Mißbildungen.

Checkliste

Technik
- Punktion der A. femoralis in Lokalanästhesie
- Einführen eines 5-French-Katheters
- Kontrolle des Abganges der A. vertebralis (Stenose, Plaques? Prädilektionsstelle!)
- Plazieren der Spitze im Anfangsteil der (re. bzw. li.) A. vertebralis
  (Injektion auch von der A. subclavia möglich)
- Injektion von 3 ml jodhaltigem KM von Hand unter DSA-Bedingungen (meist nichtionisches KM, Verdünnung 1:1 Konzentration 150 mg Jod/ml, mit NaCl 0,9%) (Cave: osmotische Hypotonie bei Aqua-dest.-Verdünnung)

Gefäßverlauf und -weite: (Beschreibung entsprechend des Gefäßverlaufes von zentral nach peripher)

Arterielle Phase
- Halsabschnitt der A. vertebralis
- intrakranielles A.-vertebralis-Segment (Stenose, Plaques? Prädilektionstelle!)
- A. cerebelli inferior posterior (PICA, Pi)
- Tonsillenschleifen nicht aus Foramen magnum herausverlagert
- A. basilaris (nicht an den Klivus angepreßt, nicht nach dorsal verlagert, s. u., B)
- A. cerebelli inferior anterior (AICA, Ai)
- A. cerebelli superior (Äste nicht aufgespreizt, Cs)
- Aa. thalamoperforantes (T)
- A. cerebri posterior (Cp)
- A. communicans posterior (wenn vorhanden, Co)
- A. occipitotemporalis (Ot)
- A. occipitalis interna (calcarina, Oi)
- A. parietooccipitalis (Po)
- Choroid-points (s. u.)
- zeitgerechte, homogene Füllung (Thrombose? Cave: Schichtungsphänomen)
- Verlauf der Gefäße (keine Verlagerung)
- Kaliberweite (keine umschriebene Kaliberänderung)
- glatte, scharfe Wandkonturen
- kein Gefäßabbruch, keine pathologischen Gefäße
- keine frühe venöse Drainage (z. B. Tumoren, a. v. Fisteln)

Venöse Phase
- präpontine Venen (Vpp)
- V. praecentralis (Vp)
- V. cerebri magna (Vcm)
- Sinus rectus (Sr)
- Confluens sinuum (Cs)
- Vv. cerebelli inferiores (Wurm- und Hemisphärenvenen, Vci)
- Sinus transversus (St)
- Sinus sigmoideus (Ss):
- zeitgerechte, gleichmäßige Füllung (keine KM-Aussparung)
- Verlauf: keine Verlagerung der Gefäße
- Kaliber: keine Einengung
- unbehinderter KM-Abstrom

(Abbildungen s. S. 204/205)

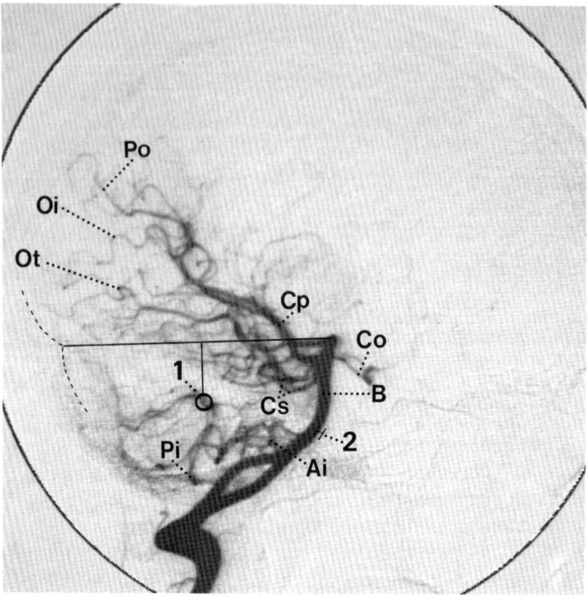
Po
Oi
Ot
Cp
Co
1
B
Cs
2
Pi
Ai

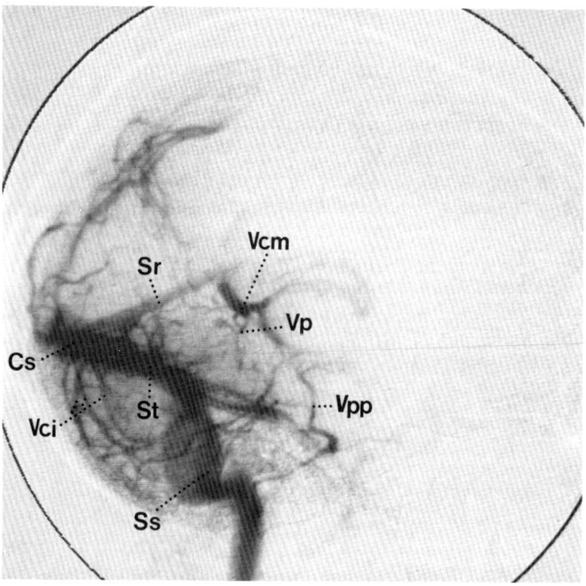
Vcm
Sr
Vp
Cs
St
Vpp
Vci
Ss

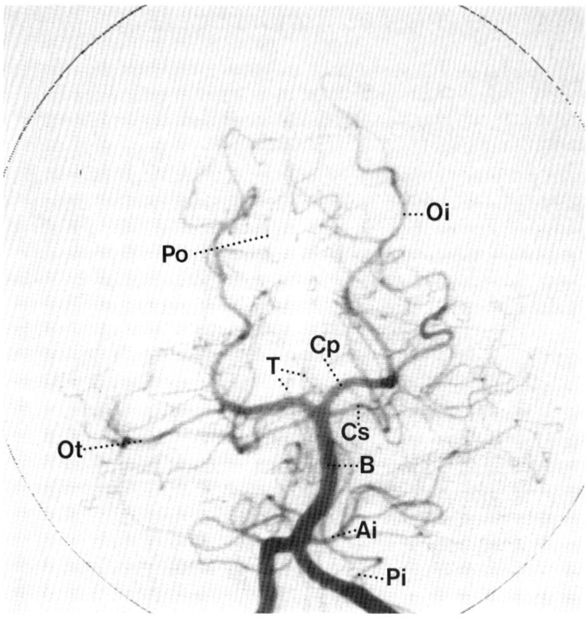

Wichtige Daten

1. Choroidalpunkt: liegt auf der Senkrechten, die die Verbindungslinie „A.-basilaris-Spitze – Protuberantia occipitalis interna" halbiert
2. Abstand A. basilaris – Klivus = größer 1 mm

Angiographie des Aortenbogen

In Lokalanästhesie transfemorales Einführen eines Pigtail-Katheters in Seldinger-Technik bis in die proximale Aorta ascendens. Anschließendes Serienangiogramm mit Druckinjektion von 60 ml jodhaltigem KM bei einem Flow von 25 ml/s.
Darstellung eines glattwandigen, regelrecht konfigurierten Aortenbogens. Normal weites Lumen mit homogener Füllung. Ordnungsgemäße Abgänge der supraaortalen Gefäße und ihrer Äste, die regelrechten Verlauf und glatte Wandkonturen bei normaler Weite aufweisen. Kein Nachweis eines Füllungsdefektes. Regelrechte venöse Phase. Komplikationsloser Untersuchungsablauf.

Beurteilung

Regelrechtes Angiogramm des Aortenbogens und der von ihm abgehenden Gefäße.

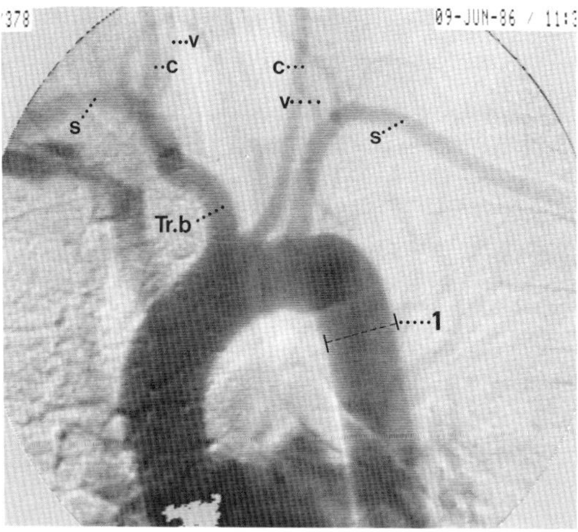

Wichtige Daten

1. Gefäßkaliber: Aorta = ca. 2–4 cm

Checkliste

Technik	– Punktion der A. femoralis in Lokalanästhesie – Einführen eines 5-French-Pigtail-Katheters über einen Führungsdraht (Technik nach Seldinger) – Plazieren der Katheterspitze in der Aorta ascendens zwischen Aortenbeginn und Truncus brachiocephalicus (ca. 4 cm distal der Klappe) – Druckinjektion von 60 ml jodhaltigem KM (meist nicht ionisch) – Flow: 25–30 ml/s – Serienangiogramm (links angehoben)
Nativ-aufnahme	– unauffällige Anatomie des Thorax (Gefäßschatten, Mediastinum, Lunge, Skelett) – keine pathologischen Verkalkungen oder röntgenschattengebende Fremdkörper
Gefäße	(Beschreibung entsprechend des Gefäßverlaufes von zentral nach peripher)
Arterielle Phase	– *Aorta ascendens* (Aortenklappe?) – Aortenbogen – Aorta descendens: – – Verlauf – – Kaliber (s. u.), keine Einengung, Erweiterung – – Gefäßwand (glatt), keine Doppelkonturen – – keine Nischenbildungen oder Impressionen – – kein KM-Austritt – *Hauptäste:* – – re.: Truncus brachiocephalicus (Tr. b), mit Aufteilung in die A. subclavia(s) und carotis(c), A. vertebralis(v) – – li.: A. carotis(c), A. subclavia (s), A. vertebralis (v), (evtl. A. mammaria interna): – – Verlauf (keine Verlagerung) – – Kaliber (Seitenvergleich), keine Kaliberschwankungen, keine Einengung – – keine KM-Aussparungen, keine Nischenbildung – – Kontur (glatt, scharf) – – keine pathologischen Gefäße oder Gefäßabbrüche – – keine atypischen Gefäßabgänge
Venöse Phase	– unbehinderter KM-Abstrom – keine KM-Retention – keine Strömungsumkehr, Steal-Effekt
Unter-suchungs-verlauf	– gute Tolerierung durch den Patienten – Fußpulse gut tastbar (keine Dissektion, Hämatom, Parese usw.)

Pulmonalisangiographie

Nach Punktion einer Kubitalvene werden insgesamt 60 ml eines nicht ionischen KM maschinell injiziert und Serienangiogramme unter DSA-Bedingungen angefertigt. Dabei regelrechte Abbildung des Truncus pulmonalis mit normaler Aufzweigung. Die Ober-, Mittel- und Unterlappengefäße beider Lungen stellen sich vollständig, normkalibrig und bei normalem Verlauf glattwandig dar. Homogenes Muster in der Kapillarphase. Zeitgerechter, unbehinderter Kontrastmittelabfluß. Die Venen stellen sich nach Verlauf, Kaliber und Wandkonturen regelrecht dar.

Beurteilung

Regelrechtes Angiogramm der Lungengefäße ohne Nachweis einer umschriebenen Minderperfusion.

(Abbildungen s. S. 210)

Checkliste

Technik	– Punktion einer Kubitalvene (bei DSA) (oder der V. femoralis mit Vorschieben eines 5-French-Pigtail-Katheters in Seldinger-Technik bis in die proximale V. cava inferior) – maschinelle Druckinjektion von 60 ml jodhaltigem KM (meist nicht ionisch, Flow 25 ml/s) – Serienangiogramm
Nativ-aufnahme	– unauffällige Anatomie des Thorax (Gefäßschatten, Mediastinum, Lunge, Skelett) – keine patholog. Verkalkungen oder Fremdkörper
Gefäßverlauf und -weite:	(Beschreibung entsprechend des Gefäßverlaufes von zentral nach peripher)
Arterielle Phase	– Truncus pulmonalis – – *li. A. pulmonalis* (Segmentäste A_1-A_{10}): – – – OL: 4–8 Arterien = A_1-A_5 – – – UL: Pars interlobaris = A_6, Pars basalis: a) mediobasale (= A_7+A_8), b) laterobasale (= A_9+A_{10}) Gefäßgruppe – – *re. A. pulmonalis* (Segmentäste A_1-A_{10}): – – – OL: Truncus superior (Ts), 1–3 OL-Arterien, meist 3: Ramus apicalis, post., ant. = A_1-A_3 – – – ML: entweder 1 oder 2 Äste A_4+A_5 (Häufigkeit jeweils 50%) – – – UL: Ramus apicalis lobi inferior = A_6 Pars basalis: Aufteilung in A_7-A_{10} – Verlauf (keine Verlagerung) – Kaliber (Seitenvergleich) – keine Kaliberschwankungen, keine Einengung – keine KM-Aussparungen, keine Nischenbildung – Kontur (glatt, scharf) – keine pathologischen Gefäße oder Gefäßabbrüche – keine atypischen Gefäßabgänge
Kapilläre Phase	– homogenes Perfusionsmuster – keine umschriebene Minderperfusion
Venöse Phase	– zeitgerechte Darstellung – Herzhöhlen regelrecht (linkes Atrium = LA) – unbehinderter KM-Abstrom – keine KM-Retention, Lakunen
Unter-suchungs-verlauf	– gute Tolerierung durch den Patienten – Fußpulse gut tastbar (keine Dissektion, Hämatom, Parese usw.)

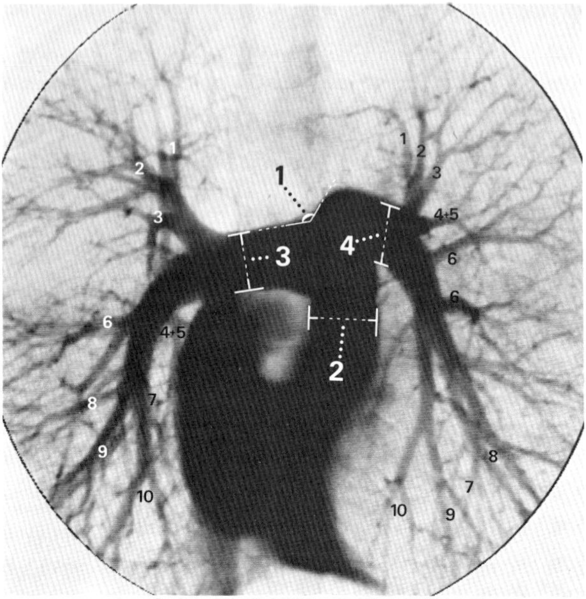
1
2
3
1
2
3
4+5
6
6
4+5
1
3
4
2
6
7
8
9
10
8
7
10
9

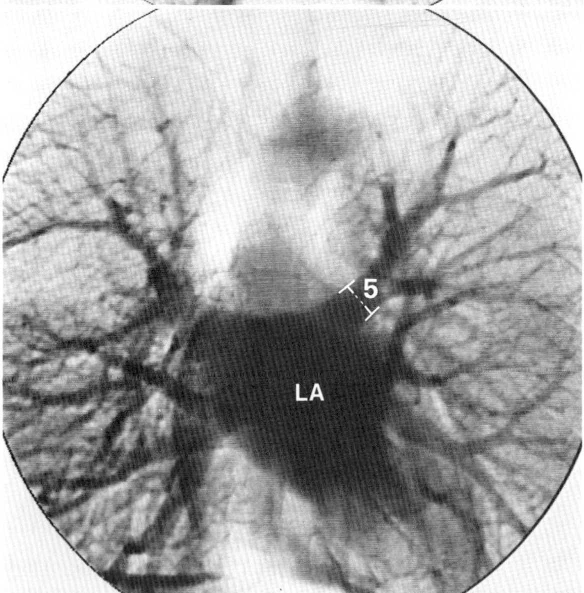
5
LA

Wichtige Daten

1. *Winkel* der Aufteilung des Truncus pulmonalis: = 130°–150° (nach oben offener Winkel)

Gefäßkaliber:

2. Truncus pulmonalis = 2,2–3,5 cm
3. A. pulmonalis dextra = 2,0–2,3 cm
4. A. pulmonalis sinistra = 1,8–2,1 cm
5. Vv. pulmonales = 1,4–1,6 cm

Angiographie des Truncus coeliacus

Nach transfemoraler Punktion in Lokalanästhesie Sondierung des Truncus coeliacus mit einem 7-French-Selektivkatheter in Seldinger-Technik. Anschließende maschinelle Druckinjektion von 50 ml jodhaltigem Kontrastmittel bei einem Flow von 10 ml/s. Die Nativaufnahme zeigt keine relevanten Auffälligkeiten. Im Serienangiogramm normkalibriger, typischer Abgang des Truncus coeliacus aus der Aorta abdominalis. Regelrechte Aufteilung in die A. lienalis, A. hepatica communis und A. gastrica sinistra, die bei ordnungsgemäßer Aufzweigung eine zeitgerechte, regelrechte Füllung aufweisen. Verlauf, Kaliber und Wandkonturen sind unauffällig. In der Parenchymphase findet sich ein homogenes, regelrechtes Kontrastmittelverteilungsmuster mit unauffälliger Organdarstellung. Zeitgerechte, reguläre Venendarstellung. Unbehinderter Kontrastmittelabfluß.
Komplikationsloser Untersuchungsverlauf.

Beurteilung

Im Versorgungsgebiet des Truncus coeliacus regelrechte Darstellung des Gefäßsystems.

(Abbildungen s. S. 214)

Checkliste

Technik	– Punktion der A. femoralis in Lokalanästhesie – Einführung eines 7-French-Selektivkatheters über einen Führungsdraht (Technik nach Seldinger) – Plazieren der Katheterspitze unter DL und Probeinjektion in den Truncus coeliacus – Druckinjektion (50 ml jodhaltiges KM, meist nichtionisch, Flow 10 ml/s) – Serienangiogramm oder DSA (20–30 ml KM)
Nativ-aufnahme	– unauffällige Anatomie der LWS – keine patholog. Verkalkungen oder Fremdkörper – keine weichteildichte Raumforderung
Gefäßverlauf und -weite:	(Beschreibung entsprechend des Gefäßverlaufes von zentral nach peripher)
Arterielle Phase	– Truncus coeliacus (Tr.c): typischer Abgang (s. u.) – – *A. lienalis(1):* Verlauf (geschlängelt, Aufzweigung im Milzhilus) – – *A. hepatica communis(hc):* a) A. hepatica propria: A. gastrica dextra*, A. hepatica sinistra (hs), A. hepatica dextra (hd) b) A. gastroduodenale(gd) – – *A. gastrica sinistra* (geht als 3. meist kaliberstarkes Gefäß aus dem Truncus coeliacus ab [in Abb. nicht dargestellt]): – – – A. gastroepiploica(ge) – Verlauf (keine Gefäßverlagerungen) – kein Gefäßabbruch – keine pathologischen Gefäße oder KM-Extravasate – keine Kaliberschwankungen, keine Einengung – homogene Füllung, glatte und scharfe Kontur, keine KM-Aussparungen oder Nischenbildung
Parenchym-phase	– Kontrastmittelverteilungsmuster – normale Organgröße, Kontur, Lage (s. u.)
Venöse Phase	– Venenverlauf: – Milvene (Vl, gerader Verlauf) – V. porta (Vp) – keine Gefäßverlagerung, keine Kollateralen – zeitgerechte Füllung, keine frühen Venen – Kaliber, Innenkonturen (glatt, scharf) – unbehinderter KM-Abstrom, keine KM-Retention
Unter-suchungs-verlauf	– keine Komplikationen (z. B. KM-Allergie, Hämatom, Blutung, Parese, Gefäßverletzung) – Fußpulse gut tastbar

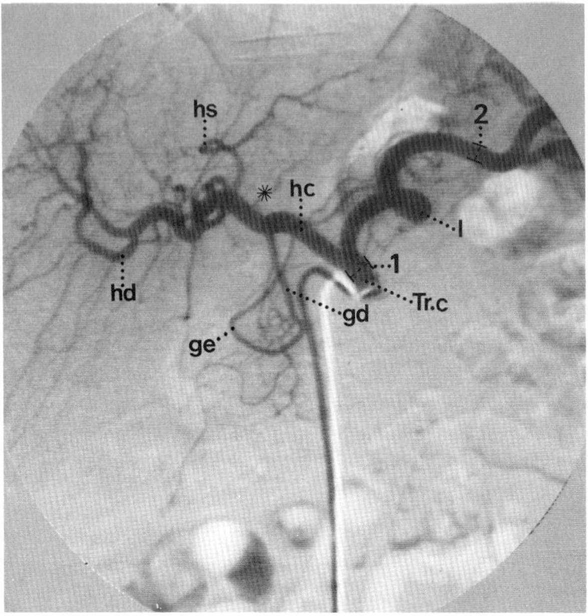
hs
2
hc
l
1
hd
Tr.c
gd
ge

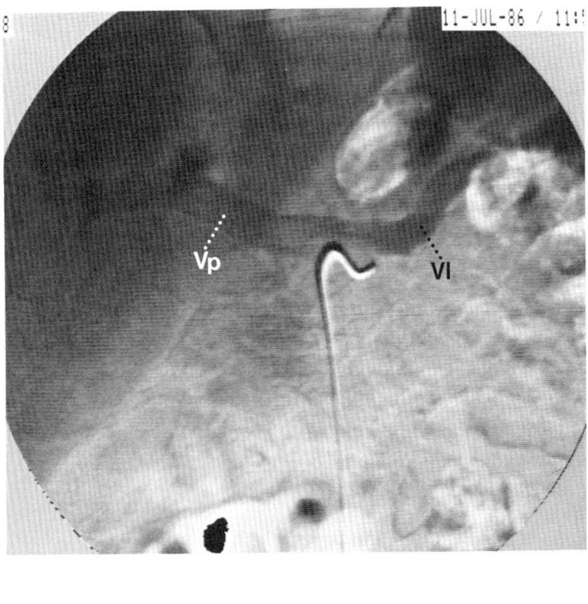
8
11-JUL-86 / 11:
Vp
Vl

Wichtige Daten

Gefäßkaliber:
1. Truncus coeliacus = 5–10 mm
2. A. lienalis = 5–10 mm

Abgang des Truncus coeliacus: in Höhe BWK 12
Milzgröße: 7 cm (Länge) × 12 cm (quer) (× Vergrößerungsfaktor!)
Milzlage: unterer Milzpol in Höhe 1.–3. LWK
Leber: zwischen Zwerchfellkuppe und Rippenunterrand, überragt Niere nach unten nicht

Angiographie der Arteria mesenterica superior

Nach transfemoraler Punktion in Lokalanästhesie Einführen eines 7-French-Selektivkatheters in die A. mesenterica superior in der Technik nach Seldinger. Anschließend maschinelle Druckinjektion von 50 ml jodhaltigem Kontrastmittel bei einem Flow von 10 ml/s und Serienangiogramm.
Die Nativaufnahme zeigt keine relevanten Auffälligkeiten. Im Angiogramm normkalibriger, typischer Abgang der A. mesenterica superior auf Höhe L_1 aus der Aorta abdominalis. Regelrechtes Verzweigungsmuster und normale, zeitgerechte Kontrastierung der Dünn- und Dickdarmgefäße. Bei glatten Wandkonturen sind Verlauf und Kaliber der Gefäße regelrecht. Kein Nachweis von Kontrastmittelaustritten oder a.v. Fisteln. In der Parenchymphase findet sich ein homogenes, unauffälliges Kontrastmittelverteilungsmuster. Die venöse Phase zeigt eine normkalibrige, nach Verlauf und Kontur regelrechte Gefäßdarstellung mit unbehindertem Kontrastmittelabfluß in die V. mesenterica superior bzw. die V. porta.
Komplikationsloser Untersuchungsverlauf.

Beurteilung

Im Versorgungsgebiet der A. mesenterica superior regelrechte Darstellung des Gefäßsystems in arterieller, kapillärer und venöser Phase.

Checkliste

Technik	– Punktion der A. femoralis in Lokalanästhesie – Einführen eines 7-French-Selektivkatheters über einen Führungsdraht (Technik nach Seldinger) – Plazieren der Katheterspitze in der A. mesenterica superior – Druckinjektion von 50 ml eines jodhaltigen KM (Flow 10 ml/s) – Serienangiogramm (Filmsequenz 15 × 1 Bild/s) oder DSA-Bedingungen (20–30 ml KM)
Nativaufnahme	– unauffällige Anatomie der LWS – keine pathologischen Verkalkungen oder röntgenschattengebende Fremdkörper – keine weichteildichte Raumforderung
Gefäßverlauf und -weite:	(Beschreibung entsprechend des Gefäßverlaufes von zentral nach peripher)
Arterielle Phase	– A. mesenterica superior (ms): – – typischer Abgang (s. u.)

	– – Verlauf (leicht S-förmig nach kaudal) – – Kaliber (s. u.), keine Einengungen, Erweiterungen, Aussparungen – – Gefäßwand (glatt, scharf) – Verzweigungsmuster der Dünn- und Dickdarmgefäße: – – A. mesenterica superior (ms) (evtl. A. gastroepiploica dextra) – – Aa. jejunales (j) – – A. ileocolica (ic) – – Aa. ilei (i) – – A. colica media(cm) und dextra(cd) – intramurales Verteilungsmuster – Verlauf: keine Gefäßverlagerungen – kein Gefäßabbruch, pathologische Gefäße oder KM-Extravasate – keine Kaliberschwankungen, keine Einengung – keine KM-Aussparungen, Nischenbildungen – Kontur (glatt, scharf) – keine A-V-Fisteln
Parenchymphase	– gleichmäßige Darmwandanfärbung – keine umschriebene Mehrdurchblutungen
Venöse Phase	– zeitgerechte Füllung – Venenverlauf (entsprechend Arterien) – normale Füllung, z. B. der V.colica dextra (Vcd), Vv. jejunales (Vvj) Vv. ilei (Vvi), V. mesenterica superior (Vms), V. porta (Vp) – Kaliber (größer als Arterien) – glatte und scharfe Konturen – unbehinderter KM-Abstrom, keine KM-Retention
Untersuchungsverlauf	– komplikationsloser Untersuchungsverlauf (KM-Allergie, Blutung, keine Nerven- oder Gefäßverletzung)

(Abbildungen s. S. 218/219)

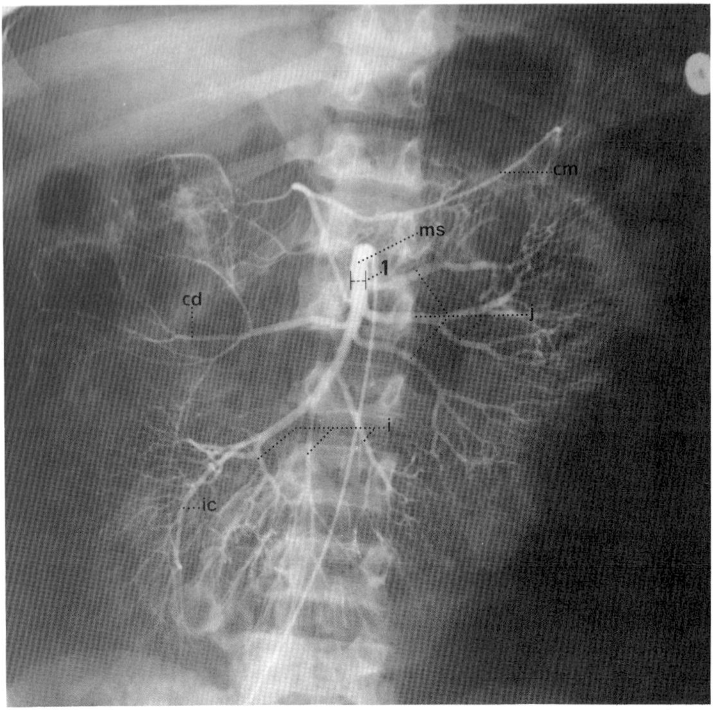
cm
ms
1
cd
j
i
ic

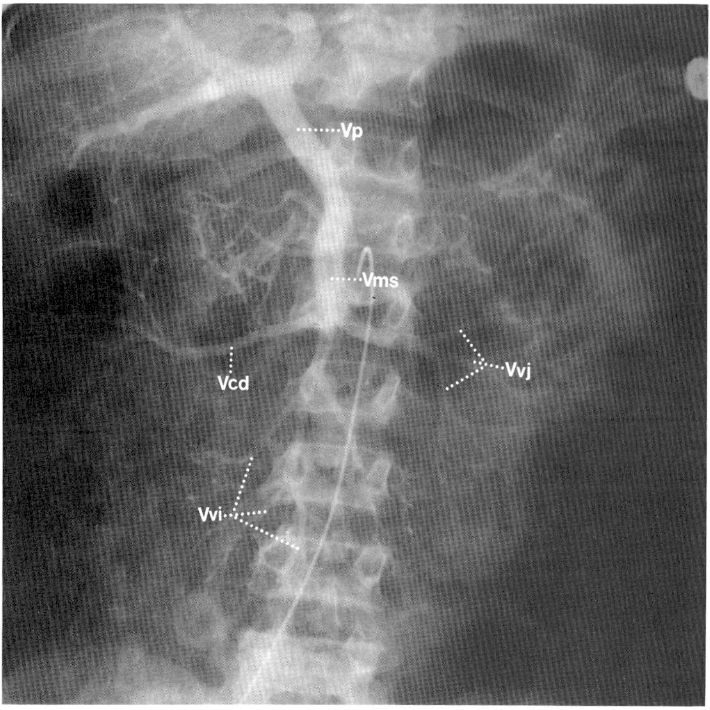

Wichtige Daten

Gefäßkaliber: 1. A. mesenterica superior = ca. 4–6 mm
Abgang der A. mesenterica superior = in Höhe L_1

Angiographie der Nieren

In Lokalanästhesie transfemorale Punktion und Einführen eines 5-French-Pigtail-Katheters in die Bauchaorta bis in Höhe von Th_{12}/L_1 in der Technik nach Seldinger. Anfertigung eines Serienangiogramms mit maschineller Druckinjektion von 40 ml nichtionischem Kontrastmittel bei einem Flow von 22 ml/s.
Die Abdomenleeraufnahme zeigt keine relevanten Auffälligkeiten. Im Serienangiogramm regelrechter Verlauf und normale Weite der Bauchaorta. Soweit dargestellt regelrechter Abgang der unpaaren Eingeweidearterien. Die Stammarterien der Nieren gehen in Höhe des 1. Lendenwirbelkörpers ab. Regelrechte Aufteilung in die einzelnen Segmentarterien. Verlauf, Kaliberweite und Wandkonturen sind ordnungsgemäß. Die kapilläre, venöse und parenchymatöse Phase sind auf beiden Seiten zeitgerecht und unauffällig. Beide Nieren stellen sich nach Lage, Form, Größe und Begrenzung normal dar.

Beurteilung

Im Renovasogramm regelrechte Darstellung des Gefäßsystems.

Checkliste

Technik
- Punktion der A. femoralis in Lokalanästhesie
- Einführen eines 5-French-Pigtail-Katheters über einen Führungsdraht (Technik nach Seldinger)
- Plazieren der Katheterspitze in der Aorta oberhalb des Abgangs der Nierenarterien unter DL
- Druckinjektion von 40–50 ml jodhaltigem KM (meist nichtionisch) bei einem Flow von 22 ml/s
- Serienangiogramm (Filmsequenz: 3×2 und 4×1 Bild/s)

Nativaufnahme
- unauffällige Anatomie der LWS
- keine pathologischen Verkalkungen oder röntgenschattengebende Fremdkörper

Gefäßverlauf und -weite: (Beschreibung entsprechend des Gefäßverlaufes von zentral nach peripher)

Arterielle Phase
- *Bauchaorta:*
  (links neben der Wirbelsäule, fast gerader, gestreckter Verlauf, Bifurkation s. u.)
- – Kaliber (s. u.)
- – keine Kaliberschwankungen, keine Einengung, keine Wandunregelmäßigkeiten

	– *Nierenarterien:*
	– – Anzahl (paarig), keine zusätzlichen Polarterien
	– – Abgang (s. u.)
	– – weitere Aufteilung (ventraler und dorsaler Hauptast, Segment- und Subsegmentarterien)
	– – Kaliber (s. u.)
	– – keine Kaliberschwankungen, keine Einengung, keine Wandunregelmäßigkeiten
	– – keine pathologischen Gefäße, Lakunen oder Gefäßabbrüche
	– – Verlauf (keine Streckung oder Aufspreizung der Gefäße)
Parenchymphase	– zeitgerecht (s. u.) (keine Seitendifferenz) – homogene Anfärbung der Rinde – Breite der Nierenrinde (s. u.) – Nierenform, Größe (s. u.) – Achse (parallel zum Psoasmuskel) – Kontur (glatt, scharf) – keine umschriebene Einziehung oder Vorwölbung
Venöse Phase	– zeitgerecht (s. u.), keine Seitendifferenz – regelrechter Venenverlauf (parallel der Arterie) – Kaliber (dicker als Arterie) – keine Seitendifferenz – keine KM-Aussparungen
Spätvenöse Phase	– keine Lakunen – keine umschriebenen, spät KM retinierenden Areale – unbehinderter KM-Abstrom
Untersuchungsverlauf	– gute Tolerierung durch den Patienten – Fußpulse gut tastbar

(Abbildungen s. S. 222)

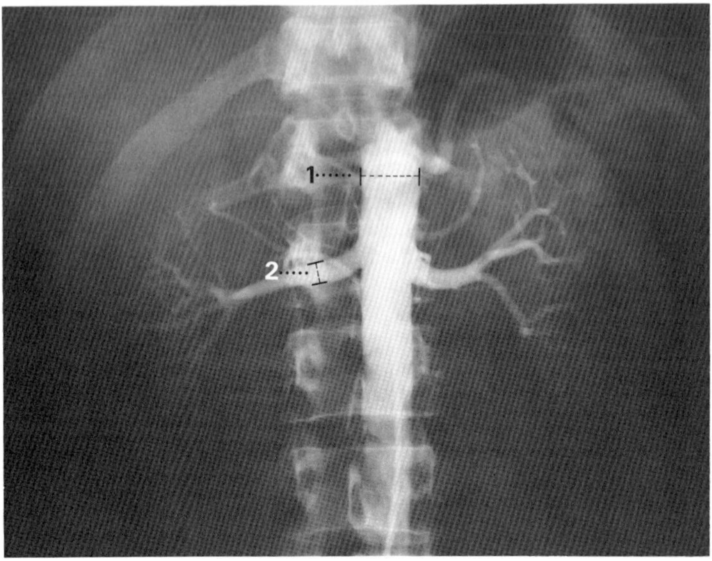
1
2

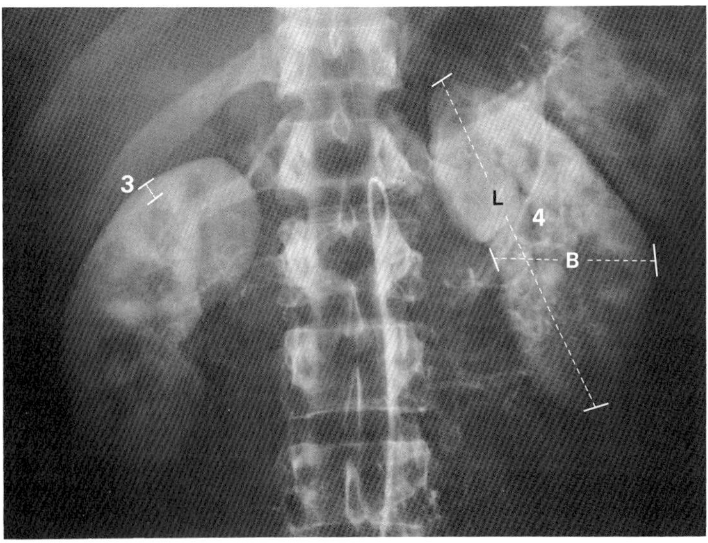
3
L
4
B

Wichtige Daten

Gefäßkaliber:
1. Bauchaorta: ca. 2–4 cm
2. Nierenarterie: 4,5–10 mm
3. *Kortexdicke:* ca. 4–5 mm
4. *Nierengröße:* ca. 12–16 cm (Länge, L) × 6 cm (Breite, B)

Längendifferenz: maximal 2 cm
Abgang d. Nierenarterien: etwa in Höhe L_1–L_2
Parenchymphase: nach ca. 2 s
Venöse Phase: nach ca. 3–5 s

Periphere Beinangiographie

In Lokalanästhesie transfemorale Punktion und Einführen eines 5-French-Pigtail-Katheters in die distale Bauchaorta in der Technik nach Seldinger. Anfertigung eines Serienangiogramms mit Tischplattenverschiebung und maschineller Druckinjektion von 80 ml jodhaltigem Kontrastmittel bei einem Flow von 11 ml/s.
Die Abdomenleeraufnahme zeigt keine relevanten Auffälligkeiten. Im Serienangiogramm regelrechter Verlauf und normale Weite der Bauchaorta bzw. der Bifurkation. Die Aa. iliacae communes, internae und externae kommen ordnungsgemäß zur Darstellung. Beide Aa. femorales communes sind normkalibrig und glattwandig mit regelrechter Aufteilung in die 3 Oberschenkelarterien. Die Aa. profundae bzw. circumflexae femores sind normkalibrig. Regelrechte Darstellung der Aa. femorales superficiales mit Übergang in die Aa. popliteae. Ordnungsgemäße Aufteilung in die 3 Unterschenkelarterien, die normkalibrig und glattwandig bis in den Malleolen- bzw. Fußrückenbereich verfolgbar sind.

Beurteilung

Regelrechte Darstellung des Gefäßsystems der Beinarterien.

Checkliste

Technik	Punktion der A. femoralis in Lokalanästhesie – Einführen eines 5-French-Pigtail-Katheters über einen Führungsdraht (Technik nach Seldinger) – Plazieren der Katheterspitze in der distalen Bauchaorta oberhalb der Bifurkation – maschinelle Druckinjektion von 80 ml jodhaltigem KM bei einem Flow von 11 ml/s – Serienangiogramm mit Tischplattenverschiebung (4 Schritte = 5 Aufnahmestationen je 2 × 1 Bild/s)
Nativaufnahme	– unauffällige Anatomie der LWS – keine pathologischen Verkalkungen oder röntgenschattengebende Fremdkörper
Gefäßverlauf und -weite:	(Beschreibung entsprechend des Gefäßverlaufes von zentral nach peripher)
Arterielle Phase	– Bauchaorta: (links vor der Wirbelsäule, fast gerader, gestreckter Verlauf, Bifurkation [s. u.]) – – Kaliber (s. u.) – – keine Kaliberschwankungen, keine Einengung

	– – glatte Wandkonturen ohne Füllungsdefekte – A. iliaca communis (ic) – A. iliaca externa (ie) – A. iliaca interna (ii) – A. glutealis superior (gs) – A. femoralis communis (fco) – A. femoralis superficialis (fs) – A. circumflexa femoris (fci) – A. profunda femoris (fp) – A. poplitea (p) – A. tibialis anterior (ta) – A. tibialis posterior (tp) (bei Innenrotation lateral) – A. fibularis (f) – Aa. malleolares – A. dorsalis pedis – Aa. arcuata, plantaris medialis (wenn dargestellt): – – Verlauf – – Kaliber (s. u.) (Verjüngung, Seitenvergleich), – – keine Kaliberschwankungen, keine Einengung – – keine KM-Aussparungen, keine Nischenbildung – – Kontur (glatt, scharf) – – keine pathologischen Gefäße oder Gefäßabbrüche
Venöse Phase	– unbehinderter KM-Abstrom – keine KM-Retention, keine Lakunen
Untersuchungsverlauf	– komplikationsloser Untersuchungsverlauf (KM-Allergie, Blutung, keine Nerven- oder Gefäßverletzung, Fußpulse gut tastbar)

(Abbildungen s. S. 226/227)

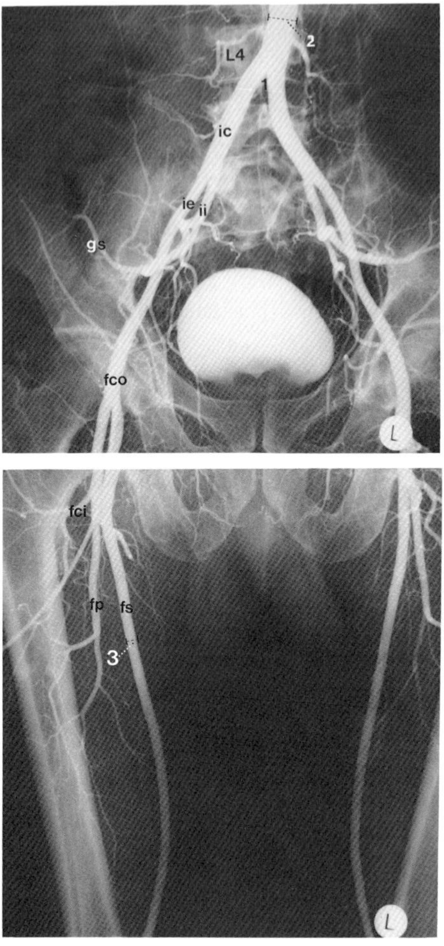

Wichtige Daten

1. *Bifurkation:* etwa in Höhe L_4–L_5
   Gefäßkaliber:
2. Bauchaorta = ca. 2–4 cm
3. A. femoralis superficialis = 0,7–1,5 cm
4. A. poplitea = 0,6–1 cm

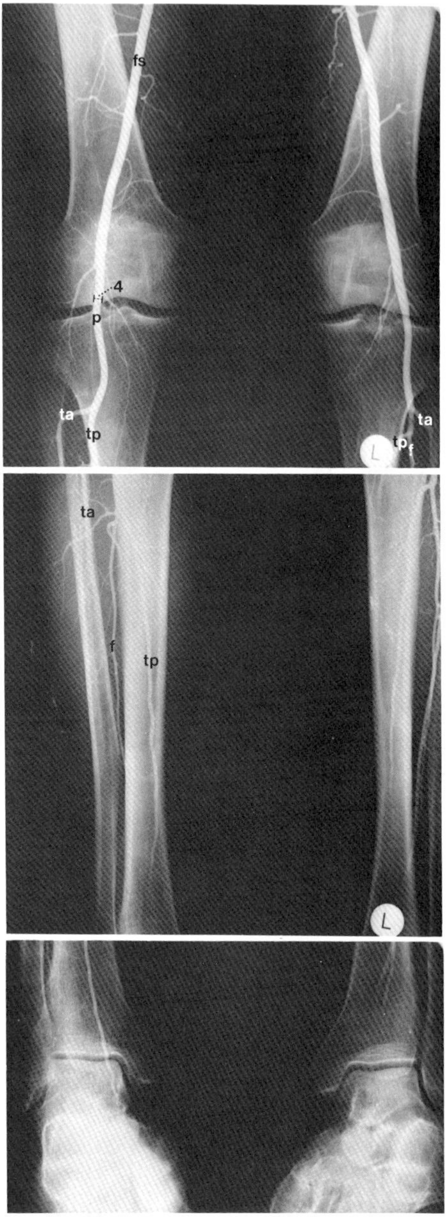
fs
4
p
ta
tp
ta
tp
f
L
ta
f
tp
L

Venöse Angiographien

Untere Kavographie

In Lokalanästhesie Punktion der rechten V. femoralis und Einführen eines Katheters in die untere Hohlvene bis in Höhe des Konfluens. Unter Druckinjektion von 50 ml eines jodhaltigen Kontrastmittels und bei einem Flow von 15 ml/s werden Serienaufnahmen angefertigt. Dabei stellt sich die V. cava inferior nach Kaliber und Lage regelrecht dar. Glatte Wandkonturen bei allseits normal weitem Lumen. Pathologische Kontrastmittelaussparungen finden sich bei unbehindertem Abstrom nicht.

Beurteilung

Regelrechte Darstellung der V. cava inferior.

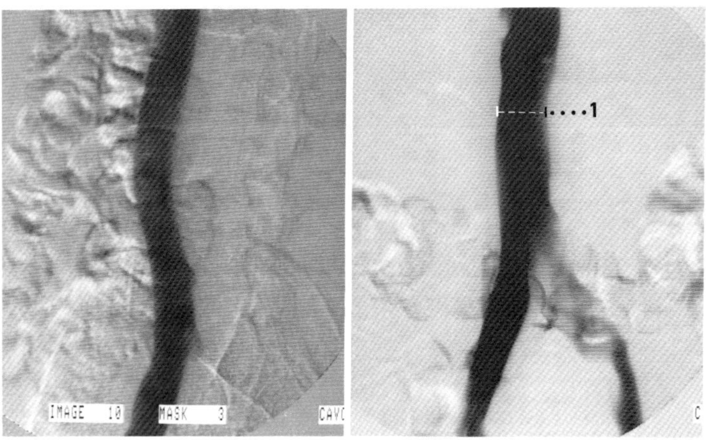

Checkliste

Technik	– Punktion der V. femoralis in Lokalanästhesie – Einführen eines geraden (oder 5-French-Pigtail-) Katheters in die untere Hohlvene bis in Höhe des Konfluens – Druckinjektion von 50 ml jodhaltigem KM bei einem Flow von 15 ml/s – Serienangiogramm (meist 2 Ebenen) oder Handinjektion unter DSA-Bedingungen
Nativaufnahme	– unauffällige Anatomie der LWS – keine pathologischen Verkalkungen oder röntgenschattengebende Fremdkörper
Gefäßverlauf und -weite	– rechts neben der Wirbelsäule – fast gerader, gestreckter Verlauf – Kaliber (s. u.) – keine Einengung oder Erweiterung des Lumen – homogene Kontrastierung (Strömungsphänomen!) – keine Kontrastaussparung (Einstromphänomen) – Konturen glatt und scharf abgrenzbar – unbehinderter KM-Abstrom – keine Kollateralen – keine intraluminalen Fremdkörper

Wichtige Daten

1. Kaliberweite der V. cava inferior: 20–30 mm

Armphlebographie

Nach Punktion einer oberflächlichen Vene am Handgelenk werden 40 ml eines nichtionischen Kontrastmittels injiziert. Anschließend Anfertigung von Zielaufnahmen unter Durchleuchtung.
Es findet sich eine homogene, vollständige Kontrastierung der tiefen Venen des Unterarmes mit glatten Wandkonturen und intaktem Klappenbesatz. Unbehinderter Abfluß in die Vv. brachiales. Das oberflächliche Venensystem stellt sich bei einer zweiten Injektion ebenfalls regelrecht dar. Unbehinderter Abfluß über die Vv. axillaris, subclavia, brachiocephalica und die V. cava superior, die sich soweit ausreichend gefüllt normkalibrig und mit glatten Wandkonturen abbilden.

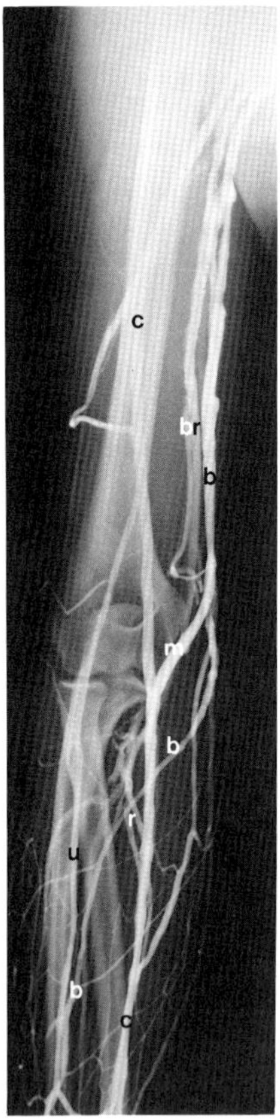

Beurteilung

Unauffälliger Befund der dargestellten Armvenen.

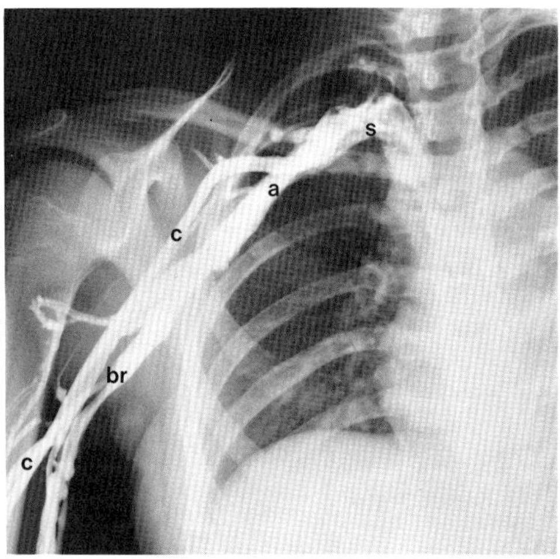

Checkliste

Technik	– Punktion einer oberflächlichen Vene am Handgelenk – Injektion von 40–60 ml eines nichtionischen KM von Hand mit und ohne Anlage einer Stauungsmanschette – entsprechend Fragestellung: Durchgängigkeit der tiefen Venen (z. B. Thrombose) = mit Staubinde; oberflächliche Venen (z. B. Venenverhältnisse vor Dialyse-Shunt) = ohne Staubinde – Anfertigung von Zielaufnahmen unter DL (Unterarm, Oberarm, Schulter, oberer Thorax)
Orientierende DL	– regelrechte Skelett- und Weichteilverhältnisse – keine Verkalkungen oder röntgenschattengebende Fremdkörper
Gefäßverlauf und -weite	– regelrechte Füllung des oberflächlichen und tiefen Venensystems: – – Vv. ulnares (u) – – Vv. radiales (r) – – V. mediana antebrachii (m) – – V. basilica (b) – – V. cephalica (c) – – Vv. brachiales (br) – – V. axillaris (a) – – V. subclavia (s) – – V. cava superior – oberflächliches Venensystem (ohne Stauung): – – netzförmig – kein Gefäßabbruch – – – Verlauf (keine Verlagerung) – – – Kaliber (keine Einengung oder Erweiterung, keine KM-Aussparungen) – – – glatte Wandkonturen – – – suffizienter Klappenapparat – – – unbehinderter KM-Abstrom über V. axillaris, subclavia, brachiocephalica und Cava superior (müssen sich nicht komplett füllen lassen) – – – kein KM-Stopp, keine KM-Stease – – – keine Kollateralenbildung (Verlauf, Kaliber)

Beinphlebographie

Nach Punktion einer oberflächlichen Fußrückenvene nach Anlage einer Stauungsmanschette werden 60 ml jodhaltiges Kontrastmittel injiziert. Anschließend Anfertigung von Zielaufnahmen unter Durchleuchtung. Es zeigt sich ein unbehinderter Kontrastmittelabfluß über das glatt begrenzte, tiefe Unterschenkel- und Oberschenkelvenensystem mit suffizientem Klappenapparat. Insuffiziente Rami communicantes sind nicht nachweisbar. Beim Preßversuch regelrechte Darstellung der Mündungsregion der Stammvenen. Im Beckenverlauf zeigt sich ebenfalls ein unauffälliger Venenverlauf ohne Nachweis von Füllungsdefekten.

Beurteilung

Unauffällige Darstellung des tiefen Beinvenensystems mit suffizientem Klappenapparat.

Checkliste

Technik	– Punktion einer oberflächlichen Fußrückenvene (meist V. hallucis dorsalis) – Anlegen einer Stauungsmanschette oberhalb der Knöchelregion – Schräglage des Patienten – Handinjektion von 40–60 ml jod-haltigem KM (meist nichtionisch) – Zielaufnahmen unter DL in Innen- und Außenrotation (30°) bzw. seitlich (U-Schenkel und Knie) – Preßversuch für Venenklappen (z. B. V. saphena magna)
Orientierende DL	– Skelett und Weichteile normal – keine Verkalkungen oder röntgenschattengebende Fremdkörper
Gefäßverlauf und -weite	– *Tiefes Venensystem:* – – Vv. tibiales anteriores (ta, meist gedoppelt, bei Innenrotation lateral) – – Vv. tibiales posteriores (tp, gedoppelt, medial) – – V. fibularis (f, meist solitär, zwischen V. tibiales anterior und posterior, Unterscheidungshilfe: physiologische Phlebektasie) – – V. poplitea (p) – – V. femoralis superficialis (fs) (evtl. V. profunda femoris [fp])

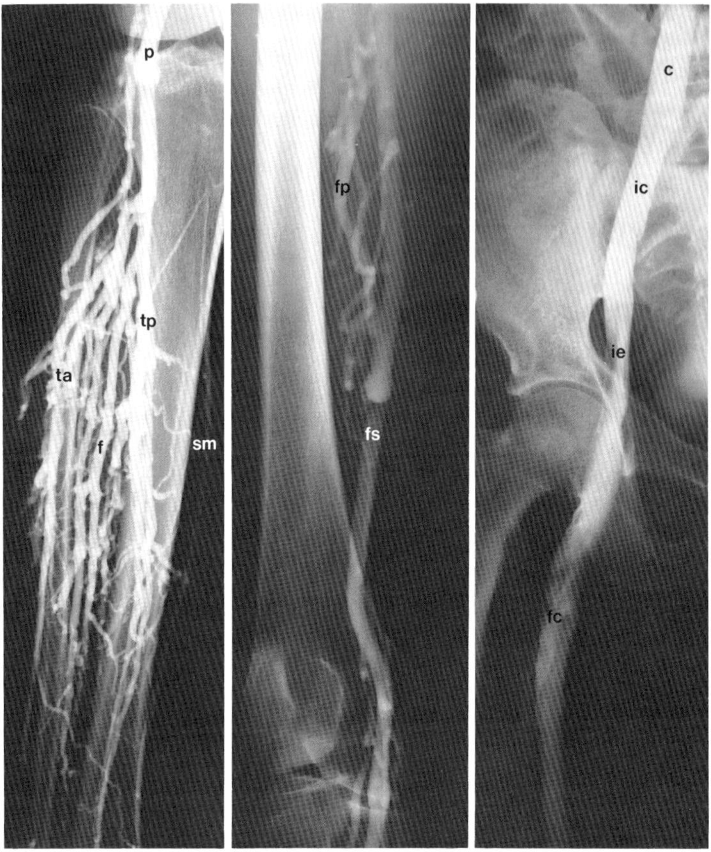

– – V. femoralis communis (fc)
– – V. iliaca externa (ie)
– – V. iliaca communis (ic)
– – V. cava inferior (c)
– *Oberflächliches Venensystem:*
– – V. saphena magna (sm) (meist solitär, medial, Teleskopzeichen der suffizienten Klappen vor Einmündung in V. femoralis, keine weitere retrograde Füllung bei Preßversuch)
– – V. saphena parva (dorsal im US, mündet ca. 5–7 cm oberhalb des Kniegelenks in V. poplitea)
– – Vv. gastrocnemiae (meist 2–4, mehr Venenklappenbesatz als V. saphena parva)

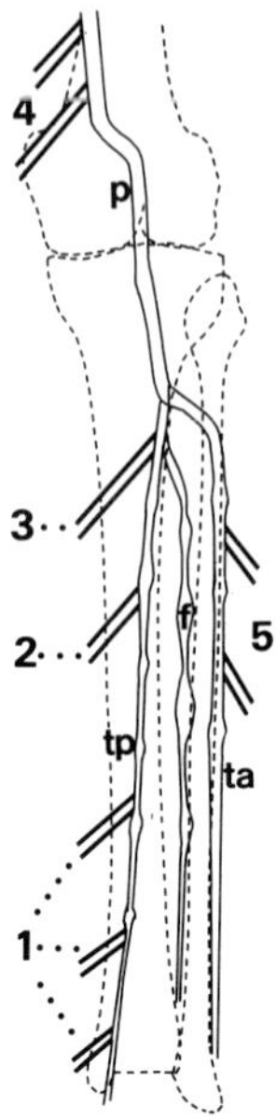

– *Perforansvenen*
– – Innenseite
1. 3 Cockett-Venen (distaler Unterschenkel zwischen V. tibialis posterior und V. saphena magna bzw. hinterer Bogenvene)
2. Sherman-Vene (zwischen Cockett und Boyd)
3. Boyd-Vene (unterhalb Knie zwischen V. tibialis posterior und V. saphena magna)
4. Dodd-Venen (3–5 Paar, unteres Drittel des Oberschenkels, zwischen V. femoralis superficialis und V. saphena magna)

– – Außenseite
5. laterale Perforansvenen (zwischen V. saphena magna und V. tibialis anterior)

– *Muskelvenen*
– – Soleus- und Gastroknemiusvenen

– Verlauf (keine Verlagerung, Schlängelung)
– Kaliber (keine Einengung oder Erweiterung, Ektasie, Aneurysma)
– Wandkonturen (glatt)
– keine Füllungsdefekte
– Venenklappen erhalten, schlußfähig
– suffiziente Perforansvenen (Paarigkeit, Spindelform, Klappen intakt, Mündungswinkel spitz, verlaufen nicht horizontal!)
– keine retrograde Füllung der V. saphena magna beim Preßversuch
– unbehinderter KM-Abstrom (kein KM-Stopp, kein Kollateralkreislauf)
– keine Schlängelung evtl. dargestellter oberflächlicher Venen

Spezialuntersuchungen

Thorakale Myelographie

Nach hochlumbaler Punktion des Spinalkanals werden 10 ml eines nichtionischen Kontrastmittels injiziert. Danach Anfertigung von Röntgenaufnahmen unter Durchleuchtungskontrolle und Schichtaufnahmen. Die Nativaufnahme der Lendenwirbelsäule zeigt unauffällige Verhältnisse im Bereich des Skeletts und der Weichteile bei normal weitem Wirbelkanal. Nach Kontrastmittelinjektion kommt es im Myelogramm bei unbehinderter Kontrastmittelpassage zu einer homogenen Kontrastierung des Duralsackes. Er ist normal weit, die perimedullären Arachnoidalräume sind bilateral symmetrisch. Normal kalibrierte Aussparungsfigur des mittelständigen Rückenmarks. Regelrechte Darstellung der thorakalen Wurzeltaschen. Der Conus medullaris ist ordnungsgemäß konfiguriert.

Beurteilung

Unauffälliger myelographischer Befund auf thorakalem Niveau, insbesondere ohne Hinweis auf Raumforderung oder Gefäßmißbildung.

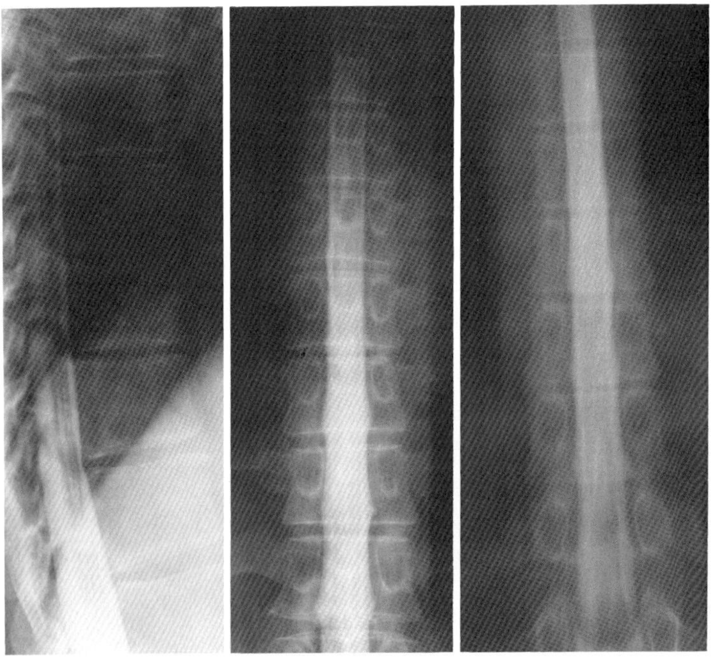

Checkliste

Technik	– Punktion des Spinalkanals in Höhe von L_2/L_3, meist in Seitenlage – Injektion (max. ½ min) von ca. 10 ml KM (meist nichtionisch, meist höhere Dichte als lumbale Myelographie) – in leichter Kopftieflage (anfangs unter DL zum Ausschluß epiduraler Injektion) – nach Injektion sofort Umlegen in Rückenlage – Zielaufnahmen der 3 Etagen unter DL – bei Kyphose (KM-Stop) Umlagerung in verstärkte Kopftieflage bzw. Rückenlage – Tomographie in Rückenlage bei Verdacht auf kleinere intramedulläre Veränderungen (z. B. Angiom, Durafistel)
Nativaufnahme	– Wirbelkörper (Zahl, Form, Struktur, Kontur) – Wirbelkanal (glatte Konturen, Weite s. u.) – Weichteile (Verkalkungen, Schwellung?)
Myelogramm, Füllung	– homogen – keine Füllungsdefekte, Aussparungen – kein Stopp oder Abbruch der KM-Säule – keine Pelottierung des Duralsackes – kein Nachweis tubulärer Strukturen mit geschlängeltem Verlauf (z. B. Venen)
Form	– *Duralsack:* – – schlauchförmig dem Wirbelkanal angepaßt – – zentrische Lage (seitengleich, keine Verlagerung) – – Kaliber – – keine intradurale Läsion (KM-Aussparung) – – keine extradurale Pelottierung – *Medulla:* – – mittelständig – – keine intramedulläre Auftreibung, keine Einengung – – keine Deformierung (z. B. wellige Kontur) der Medulla von außen – – symmetrischer Wurzeltaschenabgang – *Conus medullaris:* – – Ende variabel (meist in Höhe L_1/L_2) – – Kaliber (keine Auftreibung) – – KM umfließt den Conus symmetrisch
Kontur	– glatte, scharf abgrenzbare Kontur des Duralsackes und der seitlichen Wurzeltaschenbegrenzung – keine Konturunterbrechung, z. B. bandförmig

Lumbale Myelographie

Nach Punktion des lumbalen Spinalkanals werden 10 ml eines nichtionischen Kontrastmittels injiziert. Danach Anfertigung von Röntgenaufnahmen unter Durchleuchtungskontrolle.
Die Nativaufnahme der Lendenwirbelsäule zeigt unauffällige Verhältnisse im Bereich des Skeletts und der Weichteile bei normal weitem Wirbelkanal. Nach Kontrastmittelinjektion kommt es im Myelogramm bei unbehinderter Kontrastmittelpassage zu einer homogenen Kontrastierung des normal geformten und ordnungsgemäß weiten Duralsackes. In Rücken- und Kopftieflage erscheint der Conus terminalis als normal kalibrierte Aussparungsfigur. Der Duralsack endet konisch zulaufend in normaler Höhe im Sakralkanal. Die lumbalen und sakralen Wurzeltaschen stellen sich seitengleich ohne Verkürzungen oder Auftreibungen im p.-a.-Strahlengang und den Schrägprojektionen dar. Scharf abgrenzbare Konturen des Duralsackes und der Wurzelbegrenzungen.

Beurteilung

Regelrechte Darstellung des Spinalkanales, der Wurzeln und Wurzeltaschen im Bereich der lumbalen Wirbelsäule.

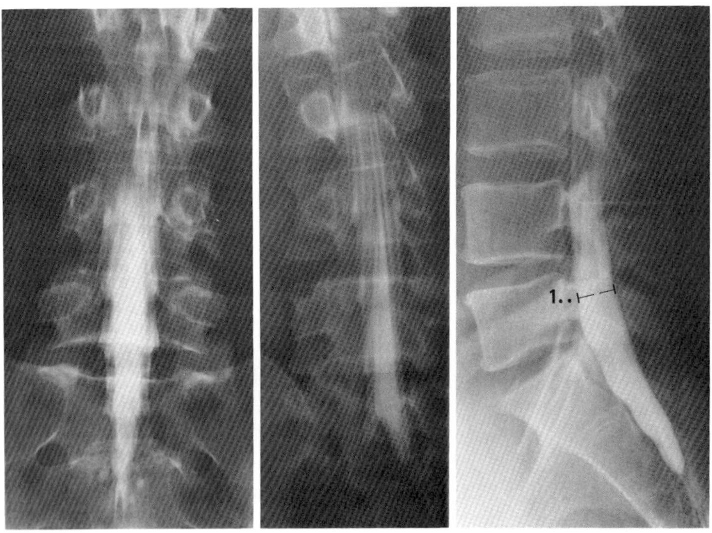

Checkliste

Technik	– Punktion des Spinalkanals in Höhe von L_3/L_4 oder L_4/L_5 meist in Seitenlage – Injektion (ca. 1 min) von ca. 10 ml KM (meist nichtionisch) in leichter Fußtieflage (anfangs unter DL zum Ausschluß epiduraler Injektion) – Aufnahmen in: p.-a. Sicht (Bauchlage wegen Abgangs der Wurzeln nach ventrolateral), lateraler Sicht, schräger Sicht (aus Rückenlage), evtl. Funktionsaufnahmen
Nativaufnahme	– Wirbelkörper (Zahl, Form, Struktur, Kontur) – Wirbelkanal (glatte Konturen, Weite) – Weichteile (Verkalkungen, Schwellung?)
Myelogramm, Füllung	– homogen – keine Füllungsdefekte, Aussparungen – kein Stopp oder Abbruch der KM-Säule – keine Pelottierung des Duralsackes
Form	– Duralsack: – – schlauchförmig dem Wirbelkanal angepaßt – – zentrische Lage (s. u., keine Verlagerung) – – Kaliber (s. u.) – Conus terminalis (in Rücken- und Kopftieflage): – – Ende variabel (s. u.) – – Kaliber (keine Auftreibung) – – KM umfließt den Conus symmetrisch – keine Aufweitung, Einengung, Deformierung, z. B. wellige Kontur – symmetrischer Wurzeltaschenabgang (je höher, desto vertikaler der Verlauf) – Wurzeltaschen: Länge (kein Seitenunterschied), kein Abbruch, keine Aufspreizung – Wurzelzysten als Normvariante?
Kontur	– glatte, scharf abgrenzbare Kontur des Duralsackes und der seitlichen Wurzeltaschenbegrenzung – keine Konturunterbrechung, z. B. bandförmig – keine Doppelkonturierung

Wichtige Daten

Duralsack:

1. Sagittaldurchmesser = größer 15 mm
   Ende in Höhe mittleres Os sacrum
   Ende des Conus terminalis etwa in Höhe L_1/L_2

Bipedale Lymphangio-, Lymphadenographie

Nach interdigitaler, subkutaner Applikation von jeweils 0,5 ml Patentblau in Lokalanästhesie werden über je ein am Fußrücken freipräpariertes Lymphgefäß insgesamt 8 ml Lipiodol pro Seite injiziert.
Dabei findet sich in der Füllungsphase eine regelrechte Darstellung der normal weiten Lymphgefäße. Bei regelrechtem Verlauf lassen sich die Lymphbahnen bis in den Ductus thoracicus verfolgen. Kein Nachweis von Umgehungskreisläufen. 24 Stunden nach Injektion haben sich die Lymphgefäße vollständig entleert. Sämtliche bei dieser Untersuchungstechnik darstellbaren Lymphknotengruppen kontrastieren sich. Die Lymphknoten sind nach Größe, Form und Struktur regelrecht.

Beurteilung

Regelrechte Darstellung der Lymphgefäße und der Lymphknoten.

(Abbildungen s. S. 242/243)

Checkliste

Technik	– Subkutane Injektion von je 0,5 ml Patentblau (vermischt mit Lokalanästhetikum) in die Interdigitalräume I/II bzw. III/IV – Präparation der markierten Lymphgefäße am Fußrücken – Injektion von 8 ml Lipiodol pro Seite – Anfertigung von Leeraufnahme, Aufnahmen direkt nach Injektionsende und 24 Std. p. i. (tiefes Becken a.-p., Abdomen a.-p., in li. und re. schräger Sicht, Thorax a.-p.)
Abdomenübersicht	– Verlauf der Wirbelsäule (Skoliose, Anomalie etc.) – keine Verkalkungen – keine Weichteilverschattung (verdrängende RF?)
Füllungsphase	– Darstellung aller Lymphbahnen (femoral, inguinal iliakal, lumbal, thorakal) – Einmündung des Ductus thoracicus in den li. Venenwinkel – normales Kaliber (s. u.) (Vergleich mit den Lymphbahnen der Gegenseite) – keine umschriebene Verlagerung – kein KM-Abbruch – keine abnormen Kollateralenbildungen
Speicherphase	– Entleerung der Lymphbahnen (24 Std. Aufnahme) – Darstellung aller LK-Gruppen (prä- und subfasziale, inguinale, Iliaci-externi- und Iliaci-communes-, lumbale Gruppen) – Kontrastierung: harmonisch, granuläres bis retikuläres Muster, feintüpflig – Form: bohnenähnlich, ovalär, rund – Größe: variabel, Vergleich mit den übrigen LK – keine Füllungsdefekte – keine Strukturauflockerung
Thoraxkontrolle	– Ölembolie, Pneumonie?

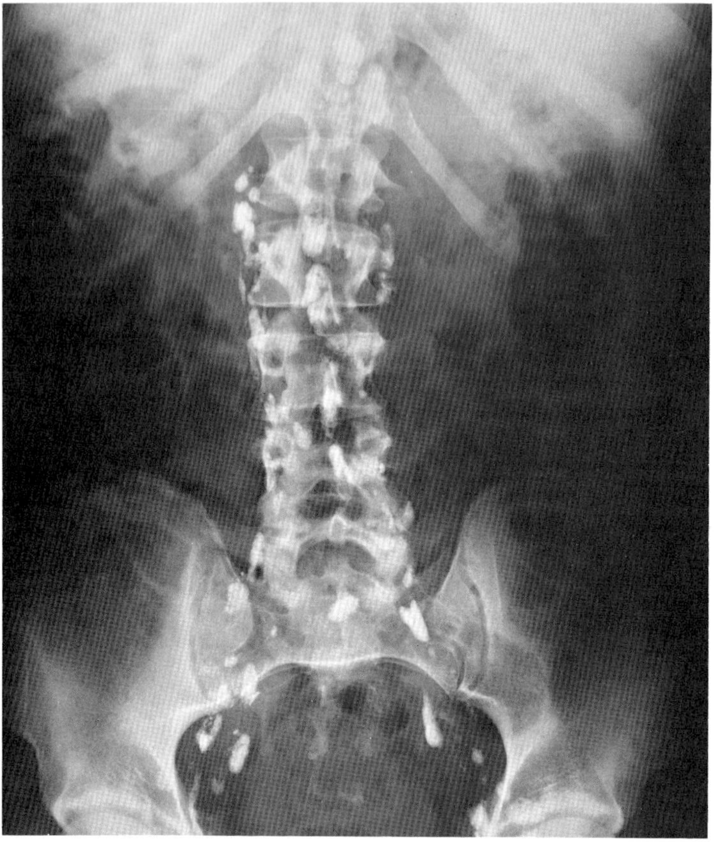

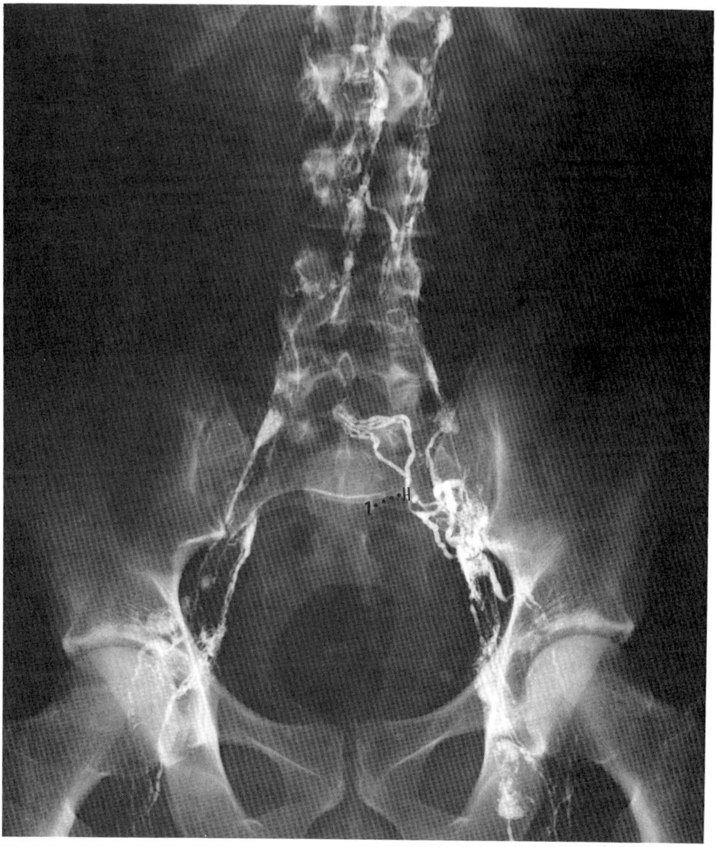

Wichtige Daten

1. Durchmesser der Lymphbahnen = 1–4 mm

Bronchographie

Nach Oberflächenanästhesie der oberen Luftwege wird ein flexibler Gummikatheter der Größe 16 Charr nacheinander in die einzelnen Lappenbronchien der Lunge eingeführt und insgesamt 8 ml eines wasserlöslichen Kontrastmittels injiziert.
Zur Darstellung kommt ein Bronchialsystem, das bis zu den Endästen einen regelrechten Verlauf und normale Aufteilung aufweist. Die Bronchien sind normkalibrig. Die Wandkonturen sind glatt und scharf abgrenzbar. Kein Nachweis von Füllungsdefekten. Bei der Thoraxkontrolluntersuchung waren pathologische Kontrastmitteldepots nicht nachweisbar.

Beurteilung

Unauffällige Bronchographie.

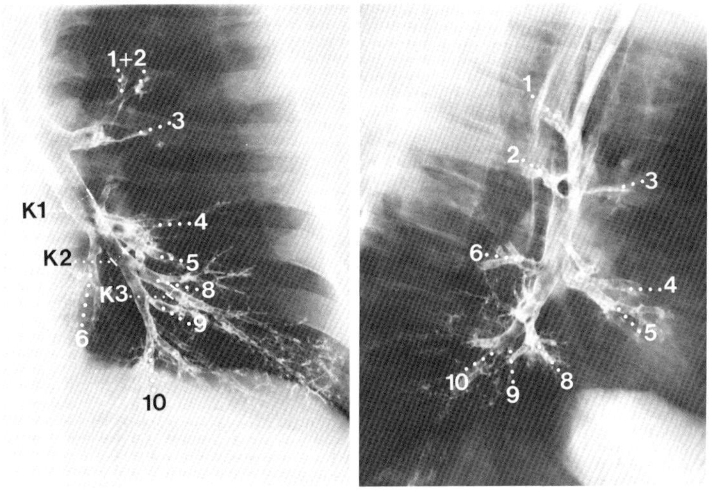

Wichtige Daten

Kaliber:
K_1 Hauptbronchus = 11–17 mm
K_2 Sekundärbronchus = 5–7 mm
K_3 Tertiärbronchus = 3–5 mm
Bifurkationswinkel = 55°–64°

Checkliste

Technik
- Oberflächenanästhesie des Nasen-Rachen-Raumes und der Trachea
- Einführen eines flexiblen Gummikatheters der Größe 13–18 Charr in den Hauptbronchus bzw. die Lappenbronchien einer Lunge
  Injektion von ca. 8 ml eines wasserlöslichen KM (Überspritzen vermeiden!)

Bronchus, Anatomie

rechts:	Oberlappen:	1.	apikaler
		2.	posteriorer
		3.	anteriorer
	Mittellappen:	4.	lateraler
		5.	medialer
	Unterlappen:	6.	apikaler
		7.	kardialer
		8.	anterobasaler
		9.	laterobasaler
		10.	posterobasaler Segmentbronchus
links:	Oberlappen	1.+2.	apikoposteriorer
		3.	anteriorer
		4.	superiorer (Lingula)
		5.	inferiorer (Lingula)
	Unterlappen:	6.	apikaler
		8.	anterobasaler
		9.	laterobasaler
		10.	posterobasaler Segmentbronchus

Form
- Verlauf (dichotome Aufteilung)
- Kaliber (s. u.): harmonische Verjüngung
- feingliedriger Aufbau
- keine sakziformen oder zylindrischen Ausbuchtungen

Lumen
- Darstellbarkeit bis in die Endäste
- kein KM-Abbruch
- keine intraluminale Kontrastaussparung
- keine extraluminalen Impressionen
- keine Verlagerung

Kontur
- glatt, scharf abgrenzbar

Kontrolle
- kein pathologisches Depot bei p.-a. Thoraxübersicht (ca. 2 Std. p.i.)

Sialographie der Glandula parotis

Auf der Übersichtsaufnahme des Unterkiefers regelrechte Darstellung der knöchernen Strukturen der Mandibula. Unauffällige Weichteile ohne Schwellung oder Verkalkungen.
Nach Sondierung des Ausführungsganges der Glandula parotis wird ein dünner Katheter etwa einen Zentimeter weit eingeschoben. Danach werden insgesamt 1,5 ml jodhaltiges Kontrastmittel injiziert. Dabei stellt sich der Ausführungsgang der Drüse an regelrechter Stelle normal weit und lang dar. Regelmäßige dentritische Aufteilung in die Nebenäste. Nach Ausdehnung und Verlauf unauffälliges Gangsystem mit glatten Wandkonturen. Unbehinderter Abfluß des Kontrastmittels.

Beurteilung

Regelrechte Darstellung des Gangsystems der Glandula parotis.

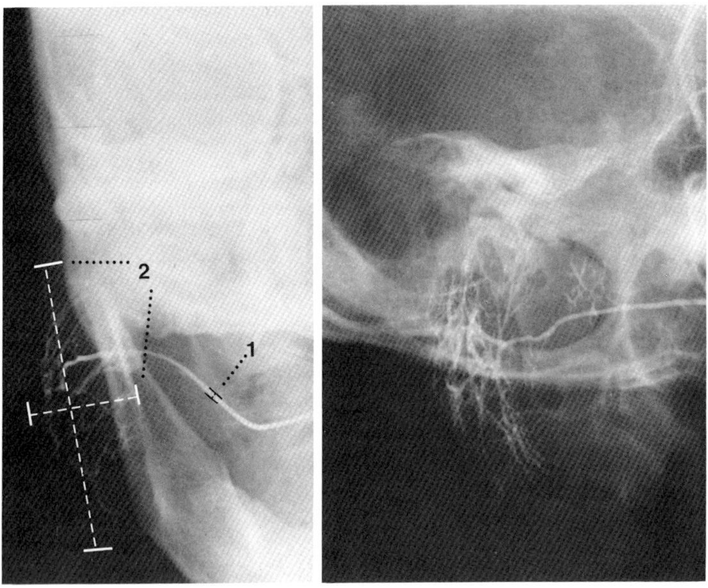

Checkliste

Leeraufnahme	– Mandibula: Form, Größe, Stellung, Knochenstruktur, Kontur – Weichteile frei von Schwellung oder Verkalkungen
Technik	– Sondierung des Ausführungsganges der Glandula parotis – evtl. Aufweitung – Vorschieben eines Katheters (Größe ca. 2 Charr) etwa einen cm weit – Injektion von 1,5 ml eines jodhaltigen Kontrastmittels (meist 60%ig)
Gangsystem	– Form – Lage – Weite (s. u.) – Länge (variabel) – dentritische Aufteilung in die Nebenäste – kein Gangabbruch – keine Gangverlagerung – glatte und scharfe Abgrenzbarkeit des Gangsystems – keine umschriebene KM-Aussparungen oder Nischenbildungen – keine Ektasien
Parenchym	– Form – Größe (s. u.) (abschätzbar durch die Ausdehnung des Gangsystems) – unbehinderter Abfluß des KM (s. u.)

Wichtige Daten

1. *Breite des Ganges:* 0,8–3,2 mm, Unterschied re.: li. = max. 0,7 mm
2. *Organgröße:* 10–20 cm^2, Unterschied re.: li. = max. 2,5 cm^2
   KM-Abfluß: meist nach 5 min

Hysterosalpingographie

Bei der orientierenden Durchleuchtung regelrechte Darstellung der Skelettstrukturen und der Weichteile des kleinen Beckens. Pathologische Verkalkungen oder röntgenschattengebende Fremdkörper kommen nicht zur Darstellung. Nach Aufsetzen der Füllungskanüle auf die Portio werden insgesamt 7 ml jodhaltiges Kontrastmittel injiziert. Dabei kommt ein normal langer und breiter, glatt berandeter Zervixkanal zur Darstellung. Das Cavum uteri ist normal gelegen und füllt sich unbehindert. Es stellt sich bei regulärer Form und Dehnbarkeit glatt konturiert dar. Kontrastmittelaussparungen finden sich nicht. Regelrechte Füllung der symmetrisch angelegten, normal weiten Tuben. Unauffälliges Schleimhautrelief der Tubenampullen. Keine Kontrastmittelaussparungen oder Nischenbildungen. Unbehinderter Übertritt des Kontrastmittels in das Peritoneum.

Beurteilung

Unauffällige Hysterosalpinographie.

Checkliste

Durchleuchtungsbefund	– kleines Becken: – – Skelett (Form, Größe, Symmetrie, Struktur, Kontur) – – Weichteile (kein verstärkter Weichteilschatten) – keine Verkalkungen (Ovar, Uterus, Blase) – keine röntgenschattengebenden Fremdkörper

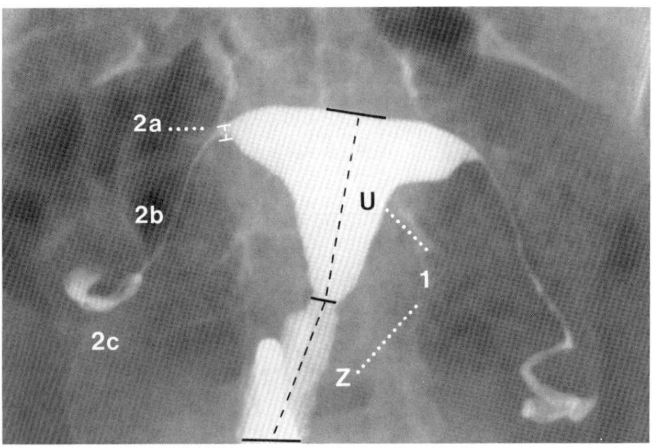

Technik
- Aufsetzen der Füllungskanüle auf das Orificium externum der Portio unter Sicht
- Injektion von insgesamt ca. 7 ml KM unter DL (p. a. Aufnahmen, evtl. seitlich angehoben) (evtl. Spätaufnahme nach 1/2 Stunde)

Uterus
- Zervixkanal:
  - Länge (s. u.)
  - glatte oder „gefiederte“ Kontur
- Cavum uteri
  - Lage (mittelständig, Retro- oder Anteflexion)
  - unbehinderte Füllung
  - normale, harmonische Dehnbarkeit des Kavums
  - normale Form (s. u.), harmonische Taillierung
  - Wandkonturen (glatt, scharf)
  - keine Füllungsdefekte, Nischenbildungen
  - keine Gefäßeinbrüche mit KM-Übertritt
  - keine Füllung eines Kanalsystems

Tuben
- unbehinderter KM-Übertritt
- Tuben beidseitig symmetrisch
- 4 Abschnitte (intramuraler, isthmischer, ampulärer Anteil, Infundibulum)
- normal weit (s. u.)
- manchmal sichtbar: Longitudinalfalten der Schleimhaut der Tubenampullen
- keine KM-Aussparung, Nischenbildung
- evtl. freie Beweglichkeit

Peritoneum
- unbehinderter KM-Übertritt aus den Tuben (Spätaufnahme nur noch in Ausnahmefällen: Nach 1/2 Stunde Entleerung von Cavum uteri und Tuben), Außenkonturen von Ovar, Uterus sichtbar (Ovarien beidseitig symmetrisch, Uterus median gelegen)

Wichtige Daten

1. Verhältnis Länge-Zervix: Länge Uteruskavum = 3:4 (meist nur bei Abflußaufnahme beurteilbar)
2. Tubenweite:
   a) intramuraler Anteil = 1–2,5 mm
   b) isthmischer Anteil = Länge variabel, fadenförmig
   c) ampulärer Anteil = am breitesten (ca. 5–8 mm), am längsten (ca. 6–8 cm)

Einschnürung des Uterusfundus: bis 1 cm = normal, 1,5–2 cm = Uterus arcuatus, über 2 cm = Uterus bicornis

Galaktographie

Nach Sondierung des sezernierenden Milchganges und Injektion des wasserlöslichen, jodhaltigen Kontrastmittels werden Röntgenbilder der Brust in 2 Ebenen angefertigt.
Dabei stellt sich der kontrastierte Milchgang nach Form, Lage und Weite regelrecht dar. Normale Aufteilung bei unauffälligen Wandkonturen. Ordnungsgemäße Abbildung der regulär angeordneten Azini.

Beurteilung

Regelrechte Darstellung des Gangsystems der untersuchten Brust.

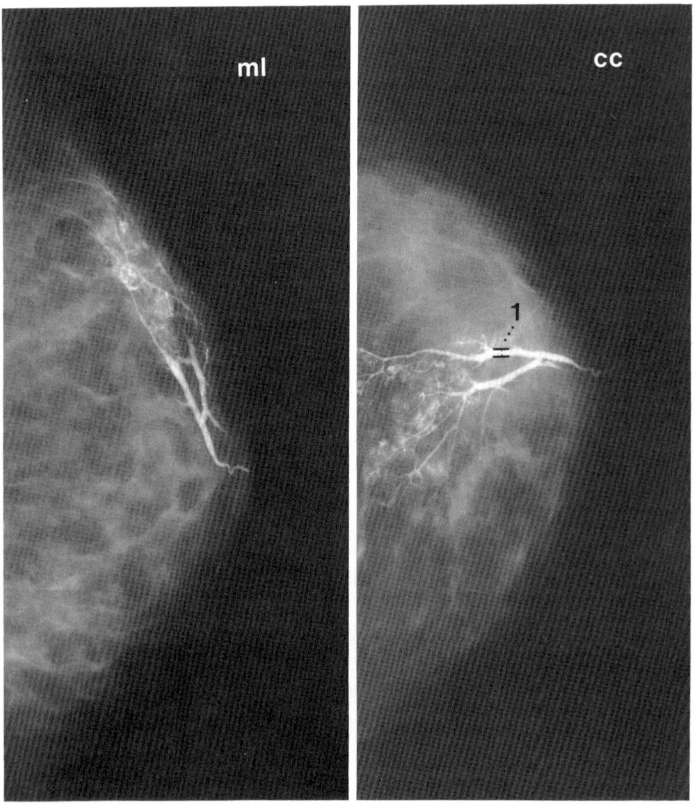

Checkliste

Technik	– nach Reinigung der Brustwarze dosierte Kompression der Mamma, bis sich die Öffnung des sezernierenden Milchganges anfeuchtet – evtl. Dilatation des Milchganges – Einführen einer Kanüle (evtl. für Tränengang) oder eines Plastikschlauches – Hochziehen der Brustwarze – Injektion von 1–3 ml wäßrigem, jodhaltigem KM (50%ig, ohne Luft!) – dabei Schmerzangaben der Patienten beachten – nach Entfernen der Kanüle Verschließen des Milchganges (evtl. Sprühverband) – Anfertigung einer Mammographie in 2 Ebenen (kraniokaudaler [cc] und mediolateraler [ml] Strahlengang)
Gangsystem	– Form – Lage – Weite (s. u.) – Länge (variabel) – dentritische Aufteilung in die Nebenäste – kein Gangabbruch – keine Gangverlagerung – glatte und scharfe Wandkonturen – keine umschriebenen KM-Aussparungen oder Nischenbildungen – keine Ektasien – keine Fisteln
Drüsenläppchen	– Form – Lage – Größe – keine Verdrängung oder Impression – keine Füllungsdefekte, Ektasien – keine Mikrozysten

Wichtige Daten

1. *Breite des Ganges:* kleiner als 3 mm

Literaturverzeichnis

Abrams, H. L.: Angiography. Little, Brown & Co., Boston 1971

Beyer, D., U. Mödder: Diagnostik des akuten Abdomens mit bildgebenden Verfahren. Springer, Berlin 1985

Brusis, T., U. Mödder: HNO-Röntgen-Aufnahmetechnik und Normalbefunde. Springer, Berlin 1984

Dalinka, M. K.: Arthrography. Springer, New York 1980

Dihlmann, W.: Gelenke-Wirbelverbindungen. Thieme, Stuttgart 1982

Dihlmann, W.: Entzündliche Gelenkerkrankungen. In: Lehrbuch der Röntgendiagnostik, Bd. II/1, 6. Aufl. Hrsg. H. R. Schinz et al. Thieme, Stuttgart 1979

Dihlmann, W.: Degenerative Gelenkerkrankungen. In: Lehrbuch der Röntgendiagnostik, Bd. II/1, 6. Aufl. Hrsg. H. R. Schinz et al. Thieme, Stuttgart 1979

Endler, F., K. Fochem, U. H. Weil: Orthopädische Röntgendiagnostik. Thieme, Stuttgart 1974

Felson, B.: Chest Radiology. Saunders, Philadelphia 1973

Fischedick, O.: Arthrographie des Kniegelenkes. In: Handbuch der medizinischen Radiologie, Bd. V/2. Springer, Berlin 1973

Fischedick, O., H. Haage: Die Kontrastdarstellung der Schultergelenke, In: Handbuch der medizinischen Radiologie, Bd. V/2, Hrsg. L. Diethelm et al. Springer, Berlin 1973

Fischer, E.: Sternum und Sterno-Claviculargelenke. In: Handbuch der medizinischen Radiologie, Bd. IV/2, Hrsg. L. Diethelm et al. Springer, Berlin 1968

Fochem, K., J. Klumair: Atlas der radiologischen Meßmethoden. Springer, Berlin 1976

Golder, W.: Leitsymptome in der Röntgendiagnostik, Bergmann, München 1984

Haage, H.: Arthrographie des Handgelenkes. In: Handbuch der medizinischen Radiologie, Bd. V/2, Hrsg.: L. Diethelm et al. Springer, Berlin 1973

Haage, H., O. Fischerdick: Arthrographie des Sprunggelenkes. In: Handbuch der medizinischen Radiologie, Bd. V/2, Hrsg.: L. Diethelm et al. Springer, Berlin 1973

Hach, W.: Phlebographie der Bein- und Beckenvenen. Schnetztor, Konstanz 1985

Hafner, E., H. Ch. Meuli: Röntgenuntersuchung in der Orthopädie. Huber, Bern 1976

Henssge, J.: Fuß- und Fußgelenke. In: Handbuch der medizinischen Radiologie, Bd. IV, Hrsg.: L. Diethelm et al. Springer, Berlin 1968

Herlinger, H.: Der Dünndarmeinlauf – Ein Überblick. Röntgenpraxis 37 (1984)

Heuck, F. H. W.: Qualitative und quantitative radiologische Analyse der Knochen. In: Lehrbuch der Röntgendiagnostik, Bd. II/1, 6. Aufl. Hrsg. H. R. Schinz et al. Thieme, Stuttgart 1979

Hipp, E.: Röntgendiagnostik. In: Orthopädie in Praxis und Klinik, Bd. II. Thieme, Stuttgart 1981

Hoefken, W., M. Lanyi: Erkrankungen der Brustdrüse. In: Lehrbuch der Röntgendiagnostik, Bd. II/2, 6. Aufl., Hrsg. H. R. Schinz et al. Thieme, Stuttgart 1981

Johnsrude, I. S., D. C. Jackson: A Practical Approach to Angiography. Little, Brown & Co., Boston 1979

Jonasch, E.: Kniegelenk und Unterschenkel. In: Handbuch der medizinischen Radiologie, Bd. IV/2, Hrsg. L. Diethelm et al. Springer, Berlin 1968

Keats, T. E., L. B. Lusted: Roentgenographic Measurement. Year Book Medical Publishers, Chicago 1985

Keiser, V. D.: Ellbogen. In: Handbuch der medizinischen Radiologie, Bd. IV/2, Hrsg. L. Diethelm et al. Springer, Berlin 1968

Keller, H., A. Breit: Entzündliche Knochenerkrankungen. In: Lehrbuch der Röntgendiagnostik, Bd. II/1, 6. Aufl., Hrsg. H. R. Schinz et al., Thieme, Stuttgart 1979

Köhler, A., E. A. Zimmer: Grenzen des Normalen und Anfänge des Pathologischen im Röntgenbild des Skeletts. Thieme, Stuttgart 1982

Krayenbühl, H., M. Gazi Yasargil: Zerebrale Angiographie für Klinik und Praxis. Thieme, Stuttgart 1979

Lange, S.: Niere und ableitende Harnwege. Thieme, Stuttgart 1983

Langlotz, M.: Lumbale Myelographie mit wasserlöslichen Kontrastmitteln. Thieme, Stuttgart 1981

Lorenz, R.: Indikation und Aussagekraft radiologischer Meßmethoden bei Wirbelsäulenerkrankungen. Röntgen-Bl. 34 (1981)

Lorenz, R., W. Bülo: Schweregradeinteilung der Spondylolisthesis – Anwendbarkeit und Wert verschiedener Meßverfahren. Röntgen-Bl. 35 (1982)

Luzsa, G.: Röntgenanatomie des Gefäßsystems. Barth, München 1972

Maatz, T.: Gelenkschäden. In: Lehrbuch der Röntgendiagnostik, Bd. II/1, Aufl., Hrsg. H. R. Schinz et al. Thieme, Stuttgart 1979

Mahieu, P., J. Pringot, P. Bodart: Defecography: I. Description of a New Procedure and Results in Normal Patients. Gastrointest. Radiol. 9 (1984)

Marti, M. C., D. Mirescu: Die Bedeutung der Defäkographie zur Diagnostik des Rectumprolapses. Colo-proctology Nr. 2 VI Nymphenburg, München 1984

Meschan, I.: Anatomy Basic to Radiology. Saunders, 1975

Müller, K. H. G.: Lymphographie. Springer, Berlin 1979

Neufand, K. F. R., D. Beyer: Der rechte paratracheale Streifen – Bedeutung für die Analyse oberer Mediastinalprozesse. Röntgen-Bl. 35 (1982)

Pasler, F. A.: Zahnärztliche Radiologie. Thieme, Stuttgart 1981

Peters, P. E., K. Beyer: Querdurchmesser normaler LK in verschiedenen anat. Regionen und ihre Bedeutung für die CT-Diagnostik. Radiologe 25 (1985)

Poppe, H., PH. Lauwers, I. Lohstöter: Technik der Röntgendiagnostik. Thieme, Stuttgart 1966

Rochlin, D. G., E. Zeitler: Röntgendiagnostik der Hand und Handwurzel. In: Handbuch der medizinischen Radiologie, Bd. IV/2, Hrsg. L. Diethelm et al. Springer, Berlin 1968

Snell, R. S., A. C. Wyman: An Atlas of Normal Radiographic Anatomy. Little, Brown & Co., Boston 1976

St. John, J. N., J. C. Palmaz: The cubital tunnel in ulnar entrapment neuropathy. Radiology 158 (1986)

Tiedtke, R., R. Rahmanzadeh: Vergleichende Untersuchungen zur Diagnostik und Therapie der frischen Außenbandverletzungen. Akt. Traumatol. 11 (1981)

Thurn, P., Bücheler, E.: Einführung in die Röntgendiagnostik. Thieme, Stuttgart 1979

Treichel, J.: Doppelkontrastuntersuchungen des Magens. Thieme, Stuttgart 1982

Tristan, H., M. Benumussa: Atlas des Hysterosalpingographie. Enke, Stuttgart 1984

Viehweger, G.: Schultergelenk; Schulterblatt; Schlüsselbein und Schultereckgelenk. In: Handbuch der medizinischen Radiologie, Bd. IV/2, Hrsg. L. Diethelm et al. Springer, Berlin 1968

Weigand, H., D. Sarfert, W. Kurock: Diagnostik und Einteilung der Hüftpfannenbrüche. Unfallchirurgie 3 (1977)

Weiß, C: Die gehaltene Aufnahme des oberen Sprunggelenkes – eine einfache Routineuntersuchung. Röntgenpraxis 38 (1985)

Welin, S., G. Welin: The Double Contrast Examination of the Colon. Thieme, Stuttgart 1976

Wicke, L.: Atlas der Röntgenanatomie. Urban & Schwarzenberg, München 1980

Zaunbauer, W.: Normale Haltung und normale Beweglichkeit der Wirbelsäule. In: Handbuch der med. Radiologie Bd VI/1. Springer, Berlin 1968

Zaunbauer, W., S. Dapp, M. Haertel: Anatomische Normalmaße im zervikalen CT. Radiologe 25 (1985)

Zeitler, E., H. Dietz: Röntgenologische Funktionsdiagnostik der Lendenwirbelsäule bei der Diagnose und Lokalisation lumbaler Bandscheibenhernien. Fortschr. Röntgenstr. 102,5 (1965)

Sachverzeichnis